JN204703

HOPPENFELD

整形外科医のための神経学図説 原書第2版

脊髄・神経根障害レベルのみかた，おぼえかた

訳 長野 昭

Orthopaedic Neurology
A Diagnostic Guide to Neurologic Levels
Second Edition

J. D. Hoppenfeld
Stanley Hoppenfeld

南江堂

Orthopaedic Neurology

A Diagnostic Guide to Neurologic Levels

Second Edition

J. D. Hoppenfeld, MD
Interventional Pain Management
Medical Director
Southeast Pain & Spine Care
Charlotte, North Carolina

Stanley Hoppenfeld, MD
Clinical Professor of Orthopedic Surgery（Retired）
Albert Einstein College of Medicine
Bronx, New York

In collaboration with
Richard Hutton

Medical illustrations by
Hugh Thomas and Bernie Kida

本書は Wolters Kluwer 社の "Orthopaedic Neurology, A Diagnostic Guide to Neurologic Levels, Second edition" を邦訳したものです.

Japanese Version:
Copyright © 2019 Nankodo Co., Ltd.
Translated by Akira Nagano
Published by Nankodo Co., Ltd., Tokyo, 2019
Published by arrangement with Wolters Kluwer Health Inc., USA

序

　本書初版が出版されてから 40 年以上経過しているが，基礎解剖学には変化はない．しかし，近年，教育手法とともに医学的イラストは進歩しているので，本改訂版においては，それらを反映して，解剖の学習をさらにわかりやすく，かつ明確にした．また，本版では進歩した脊髄損傷の診断法と治療法を記述した．

J. D. Hoppenfeld

初 版 序

　神経学上の種々のレベルでおこる異常を診断する要領を，もっとも簡明に，いわば公分母で表現し，それに神経学の基礎的原理をあわせて記述し，脊髄や神経根の病態を明らかにとらえるうえで役立つような手引き書が作られる必要があることを年来感じていた．本書が私の頭の中で形をなすにつれ，このような知識を伝えるには構成の仕方と図説の明快さがもっとも重要であることがはっきりしてきた．できあがったものは，診察と診断上のもっとも重要な概念を教え示すのに必須の事項を盛ったうえ，なおかつ簡潔で明快なものであるべきであった．

　本書は神経学上の種々なレベルの異常を宿す臨床概念をよりはっきり理解したいと希望する人々のために書かれたもので，ページを追って順に始めから終わりまで読んでいただくように企画してある．各章すべて，まず基礎的な神経学上の知識を示したうえ，よく経験する神経学的病態の診断にその知識を応用し，臨床上の意義がわかるようにしてある．すなわち概念から実地へ，一般法則から特殊応用へと進む教え方にしてある．

　しかし，臨床経験こそ真の理解に導く必須の鍵であることに変わりはない．書物と言うものは単に診断のための諸方法を明快（clearly），簡潔（concisely）に示すものにすぎない．そのような明快さを与えるために本書に記載した事項のいくつかは簡略化してある．各神経学上のレベルに応じた臨床所見はそれぞれあるスタイルで統一してあるが，それは基礎的概念と現象を理解しやすくするためであって，個々の患者ごとに生ずる破格や例外を学ぶには臨床的経験を積むことが必須である．まさにゲーテの言のごとく"知っておれば，判る"のである．

　本書は Albert Einstein 医学校における私の教育上の経験に基づいて書したものであるが，私は同校で整形外科，神経外科，神経内科，理学療法科，家庭医のレジデントならびに理学療法士たちがこのような知識を得たがっているのをよく知っていたのである．そこで，本書が，神経病診断上の諸事項と，それを整理するうえに本書で試みたような特殊な方法が神経学上の種々なレベルでの病態の診断を可能ならしめる知識を与えるのに役立つことを希望するものである．

Stanley Hoppenfeld

訳 者 序

Stanley Hoppenfeld による原著『Orthopaedic Neurology』の初版は 1977 年に出版され，その日本語版は 1979 年に故津山直一東京大学名誉教授により監訳，さらに 2005 年に図を拡大してよりわかりやすくした新装版が発行され，好評を博してきたが，この度，原書第 2 版が 41 年ぶりに改訂され，図版がフルカラー化されて格段にビジュアル性が増し，内容もアップデイトされたことに伴い，日本語版（原書第 2 版）も発行されることになった．

整形外科医に求められる能力は，1) 正確な診断，2) 患者個々にあった治療法の選択，3) 高度な手術手技，4) 後療法に対する熱意である．この中でもっとも重要なのは診断で，障害部位と病態が明らかとなれば診断と治療法は自ずと決まってくる．近年画像診断法などの補助診断法が進歩してきたが，すべてがそれにより診断できるわけではない．十分な病歴聴取と詳細な診察を行い，それらからそれぞれの所見が持つ意味を論理的に組み立て，そこから障害部位と病態を診断する．そうすれば，余分な補助診断は無用となるか，診断を確認する手段に過ぎなくなる場合も少なくない．すなわち，診断がすべてと言っても過言ではない．

この観点から言っても，本書は上下肢の脊髄・神経根の運動・感覚支配と腱反射をわかりやすく解説し，神経学上の基礎知識から診断の進め方までを著者独特のアイディアに基づいた図説により明快に理解できるように工夫されている．神経高位診断のためのわかりやすいガイドブックとして優れた良書である．

この度，日本語版初版の翻訳に協力した小生がその第 2 版を担当することになったが，改めて原書を一から読み直してみて本書のすばらしさを実感した次第であり，本書が整形外科医のみならず，神経内科医，脳神経外科医，さらに理学・作業療法士などの日常診療に大きく貢献する書であると確信している．

2019 年 4 月

浜松医科大学名誉教授

長 野 　 昭

初版監訳者序文

　医学が発展，分化するにつれて，ますます知識や情報の量は，膨大なものとなり，限られた専門分野の中にあっても，記憶にとどめ，それを引き出して，日常臨床に使う必要の生じる項目は，昔日に比し，きわめて増大しているといえる．

　しかし，一方，生活様式はますます繁忙を加える昨今，もっとも基本的な身につけておかなければならない項目を要領よく整理し，印象的に記述し，頭にはいりやすいような著述方法の考案が必要となってくる．本書はその意味で整形外科医のための神経学，すなわち，脊髄髄節，神経根，末梢神経の各レベルに応じた症状，徴候をわかりやすく，覚えやすく記述している．

　これは著者が整形外科医であり，多年にわたり世界各地の有名な整形外科的センターで，整形外科的神経学の研鑽を積み重ねた人であるからにほかならない．

　翻訳は，東京大学医学部整形外科教室，津山直一，原　徹也，長野　昭，屋宜　公の手によるが，原稿を津山が通覧し，表現の統一を加えた．

　要領よい図説は，目でみる神経学ハンドブックとして，整形外科専門医のみならず，神経内科医，脳神経外科医，リハビリテーション医さらに理学療法士，作業療法士など，パラメディカルのスタッフにも有益な書であると信じる．

1979 年 9 月 1 日

津山　直一

目　次

序　論

　脊髄は数多くの髄節に分かれている．神経根は各髄節高位に応じて脊髄から出ており，その各々のレベルに応じて番号が付けられている．頚髄には8本，胸髄には12本，腰髄には5本，仙髄には5本の脊髄神経がある．

　第5頚髄から第1胸髄までの髄節は上肢を支配し，第12胸髄から第4仙髄までの髄節は下肢を支配しており，脊髄のうちでもこの2つの部分は臨床的にもっとも重要である．

　通常，脊髄と神経根が損傷されると，その髄節レベルに応じて特徴ある症状，徴候をひきおこす．したがって，どのレベルが侵されているかは通常臨床所見から診断できる．すなわち，各損傷は損傷レベルに応じて特有な脱神経像を呈するからである．

　脊髄にせよ，神経根にせよ，損傷状況を示す指標は各髄節に応じた四肢の筋力，感覚および反射の病的変化である．このような神経学的レベルを総合判断するためには皮膚節（dermatome），筋節（myotome）および諸反射に関する正確な知識が必須である．罹患部位がどの脊髄高位にあるか，また脊髄か神経根かのどちらが侵されているかによって皮膚節（単一脊髄節により支配を受ける皮膚の感覚領野）および筋節（単一脊髄髄節によって支配を受ける筋群）に現れる病像が異なる．このように筋力や感覚，反射を臨床的に評価，判定することによって，どのレベルが罹患しているかを神経学的に正しく判断することができる．

A. 筋　　力

　　筋活動を支配するインパルスは脊髄内の長径路，特に皮質脊髄路を通って伝えられる．

　　神経根が連続性を絶たれると，脱神経をひきおこし，その支配筋節に弛緩性麻痺を生じるが，長径路が遮断された場合には痙性麻痺がおこる（図I-1）．神経根に圧迫が加わった場合には，圧迫の程度に応じて筋力低下がおこりうる．筋力の評価は脊髄性小児麻痺国家基金財団の後遺症委員会（the National Foundation of Infantile Paralysis Inc., Committee on After-Effects）が草案し，米国および英国整形外科学会によって採用されている筋力判定基準にしたがって判断するのがもっともよい方法である（表I-1）．

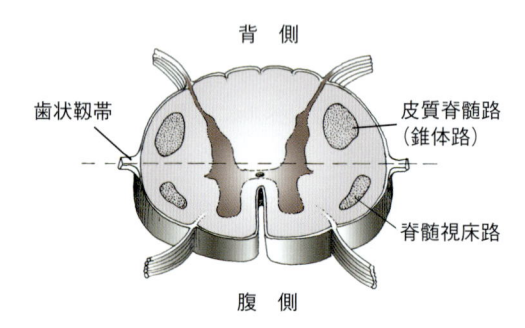

図I-1　皮質脊髄路（錐体路）と脊髄視床路

表I-1　筋力段階表

段　階	定　義
5−Normal	最大の抵抗と重力に抗して運動域全体にわたって動かせる．
4−Good	ある程度の抵抗と重力に抗して運動域全体にわたって動かせる．
3−Fair	抵抗を加えなければ重力に抗して運動域全体にわたって動かせる．
2−Poor	重力に抗さなければ運動域全体にわたって動かせる．
1−Trace	筋の収縮がかすかに認められるだけで関節運動はおこせない．
0−Zero	筋の収縮も認められない．

　この筋力の段階づけを修得するにあたっては，筋力〔3〕は重力に抗して全運動域にわたる関節運動を行える力を意味するということを覚えておくのが第一である．筋力〔3〕よりも強い筋力，すなわち筋力〔4〕，〔5〕は筋力テストに抵抗を外から加えるものであり，筋力〔3〕より弱い筋力，すなわち筋力〔2〕，〔1〕，〔0〕では重力の因子を取り除いたうえで筋力テストを行うものである．

　筋力テストを一定規準に従って繰り返し行うことによって，損傷高位が変化したか，あるいは，運動麻痺が増悪したか，改善したかを判断することができる．また，抵抗を加えた筋力テストを繰り返し行うことにより，筋の易疲労性，すなわち筋力減弱や神経病変の有無を知るのに役立つ．

B. 感　　覚

　痛みと温度に関する感覚は脊髄内の外側脊髄視床路を通って伝えられるが，触覚は前脊髄視床路を通って伝えられる（図Ⅰ-1）．脊髄や神経根に病変がおこれば，触覚の脱失がまずおこり，ついで痛覚の脱失がおこってくる．逆に神経根が損傷から回復する場合には，触覚の回復に先立って痛覚の回復がおこる．この2種類の感覚は別々に必ず調べるべきであり，触覚検査には綿球を用い，痛覚検査には針刺激がよい*．

　痛覚検査の実際は，針で軽く刺すようにして調べる．刺激は連続して行うが，あまり早く刺激してはならない．針車（pin wheel 洋裁用ルーレット）は感覚の異常を調べるのにきわめて便利なもう1つの器具である．2本の針車を身体の左右同部位に当てて同時に検査すれば，左右の比較ができる．安全ピンを用いるのもよいが，縫い針は先端が鋭敏で患者を傷つける恐れがあるので勧められない．

　感覚の異常部位がみつかったならば，感覚脱失部からはじめて，周囲の正常部分に向けて検査を繰り返すことにより，感覚異常の範囲をより正確に知ることができる．感覚検査は患者の主観的な反応に基づいて判断する要素が大きいので，患者が検査に全面的に協力してくれることが必要である．

　感覚の程度を判定したならば，その結果を皮膚節図の上に，正常，感覚過敏（増強），感覚鈍麻（減弱），異感覚（異常な感じ），あるいは感覚脱失（無感覚）などと記入する．

---

*訳者註：綿球よりも von Frey の触毛（0.5 g，1.0 g）を用いると便利である．痛覚にも重量痛覚計（1 g，3 g，5 g，10 g）が便利である．

C. 反　　射

　　伸張反射の反射弓は伸張に反応する器管（筋紡錘），末梢神経（軸索），脊髄シナプスおよび筋線維から成っている（図I-2）．

　　大脳から長径路（上位運動ニューロン）に沿って下降するインパルスが反射を調節している．一般に，反射弓が断たれると反射は消失するが，神経根自体が圧迫された場合には，反射は減弱する（反射低下）．上位運動ニューロンから反射調節機序が失なわれると，結果として反射は亢進する（反射亢進）．

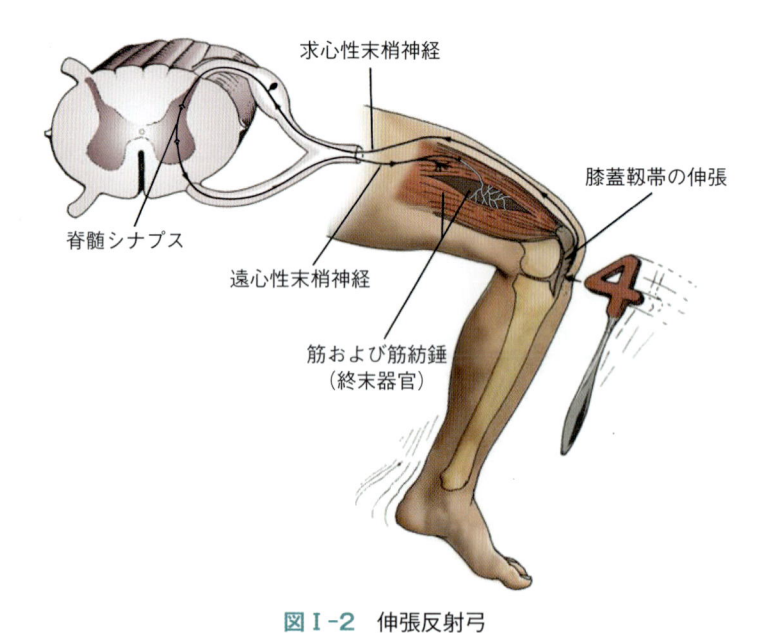

図I-2　伸張反射弓

　　反射の程度は正常，亢進，減弱，消失と記録し，一側の反射を対側の反射と比較して，その程度を判断する．反射のおこり方には個人差が大きいので，左右両側の反射のおこり方を比較して検査することが，少しでも反射の異常があるかどうかを見出すのにもっとも直接的かつ，実用的な方法であって，病変が存在するか否かを正確に診断するのに必須である[*]．

　　神経学的高位診断は，脊髄損傷，先天性異常，椎間板ヘルニア，変形性脊椎症や脊髄自体の病変の評価に用いられる．以上のような病変がおこれば，脊髄や神経根に直接の影響を及ぼし，その結果，四肢の髄節支配範囲に特異的な神経学的徴候が出現するようになる．

　　脊髄，神経根障害と末梢神経損傷の症状の相違は筋力，感覚，反射などの神経学的所見の範囲が異なる点にある．すなわち，皮膚の感覚支配と筋の運動支配は髄節レベルと末梢神経レベルとでは各々異なったパターンを示すからである．

---

[*]訳者註：左右の反射の程度に差があれば必ず器質的病変が存在する．これに反し左右とも同じ程度に亢進，減弱しているときには，ただちに病的とは断定できない．

第1部　神経根の障害

第1章　上肢の神経根障害の診断

　頚椎に病変がおこった場合，上肢に症状が現われることが多いことから，上肢の神経学的レベルをもとにして検査をすすめる（図1-1）．脊髄または脊髄神経根を侵す病変があれば，四肢の筋力低下，感覚障害，反射の異常などがおこりうる．そして，そのような神経学的症状の範囲は障害レベルによって決まる．それゆえ，患肢の神経学的検査を徹底して行うことにより，どのレベルが障害されているかを決めるのに役立ち，頚髄やその神経根に起因する病態が何であるかを知るのにも役立つ．

　以下に述べる診断手技は上肢における神経学的症状と頚髄神経根の障害との関係を明らかにするものである．頚髄のどの部位が侵されているかは，上肢の筋力，反射，感覚領野をよく検査することにより，診断可能となる．ここでは臨床的に重要な腕神経叢に関与している神経根のうち，最高位の神経根であるC5の検査から順次述べる．C1-C4はここでは触れないが，その理由は，これらの神経根を個々に検査する

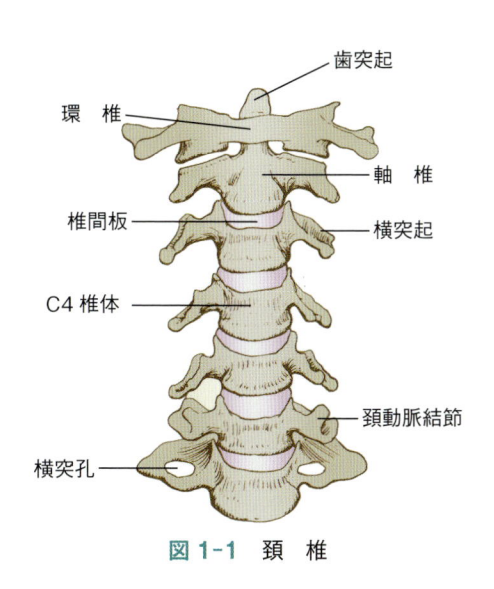

図1-1　頚　椎

　　　ことが困難なためである．しかし，C4 は横隔膜の主要支配神経（横隔神経を介して）であるということはきわめて重要で，忘れてはならない．

A. 個々の神経根の検査法（C5-T1）

1. C5 根障害の神経学的特徴

a）筋力検査

　　　三角筋および上腕二頭筋は，C5 支配を受ける筋のうち，もっとも容易に検査できる筋である．三角筋はほとんど純粋に C5 からだけの支配を受けているが，上腕二頭筋は C5 および C6 の両者により支配されている．このような重複支配があるため，上腕二頭筋に対する C5 支配の程度を知るのがむずかしいことがある（図 1-2）．

三角筋

　　　C5（腋窩神経）支配．三角筋は 3 つの部分から成り，三角筋前部は上肢を屈曲（前方挙上）し，三角筋中部は上肢を外転（側方挙上）し，三角筋後部は肩関節伸展（後方挙上）する．これら三方向の運動のうち，三角筋がもっとも強力に働くのは外転の場合である（図 1-3）．しかし，三角筋はどの方向の運動でも単独で働くことはないので，三角筋の力を個別に評価することは困難である．それゆえ，三角筋のもっとも強い運動である外転時の筋力も相対的なものであることに注意しなければならない．

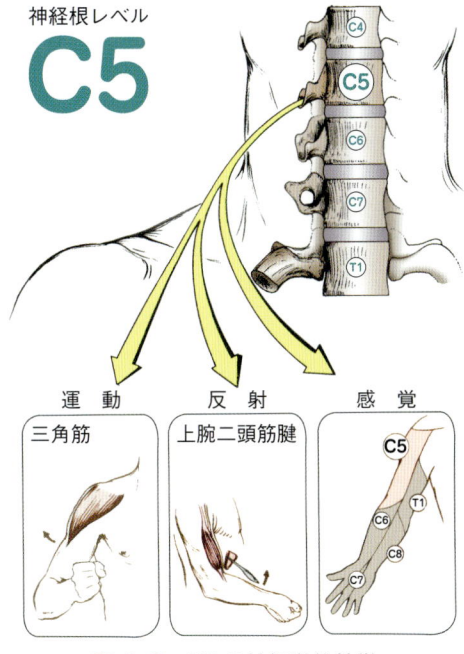

神経根レベル
C5

運　動　　　反　射　　　感　覚

三角筋　　　上腕二頭筋腱

図 1-2　C5 の神経学的特徴

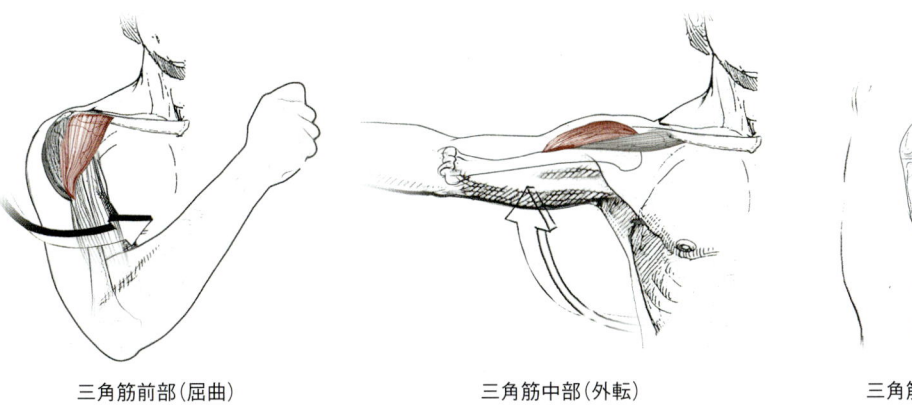

三角筋前部（屈曲）　　　　　三角筋中部（外転）　　　　　三角筋後部（伸展）

図 1-3　三角筋の各部とその作用

主要肩関節外転筋（図 1-4）

1. 棘上筋

C5，C6（肩甲上神経）

2. 三角筋（中部線維）

C5，C6（腋窩神経）

補助的肩関節外転筋

1. 三角筋（前方および後方線維）

2. 前鋸筋（肩関節の外転には肩甲骨の固定が必要なので，肩甲骨を直接固定する作用を介し，外転に役立つ）

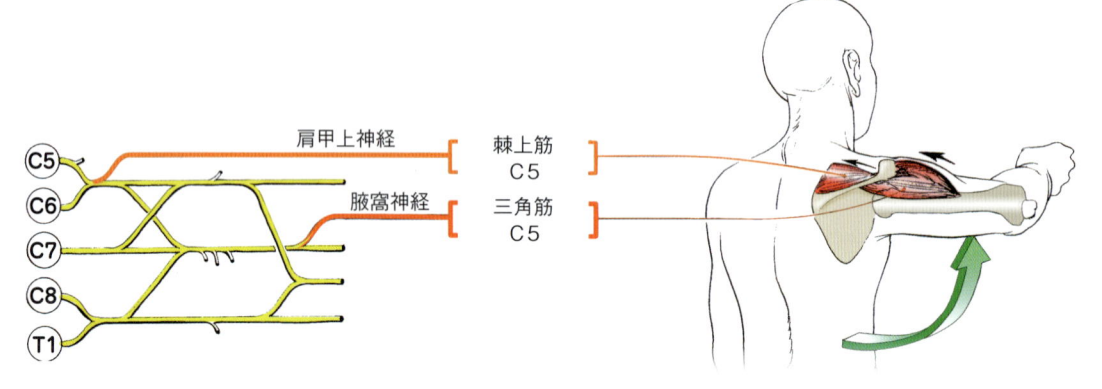

図 1-4A　肩外転

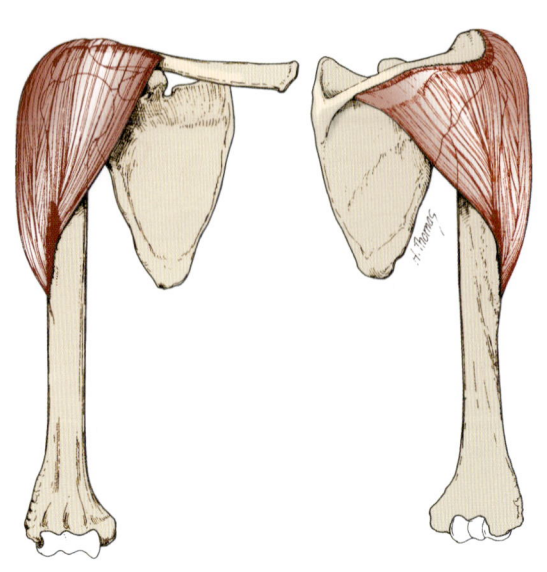

図 1-4B　三角筋

起始：鎖骨の外側 1/3，肩峰上面，肩甲棘．
停止：上腕骨三角筋粗面．

　　検者は患者のうしろに立ち，肩峰を固定する．固定している検者の手を少し外側に
すべらせ，肩甲帯を固定しつつ，三角筋の中部線維を触知する．患者に肘関節を 90°
に屈曲したまま，上腕を外転するよう命じる．患者が外転するにつれてその運動に対
抗して検者は抵抗を次第に増していき，患者が打ち勝てる最大の抵抗力を測定し（図
1-5），その結果を筋力段階表に準じて記録する（2 頁参照）．

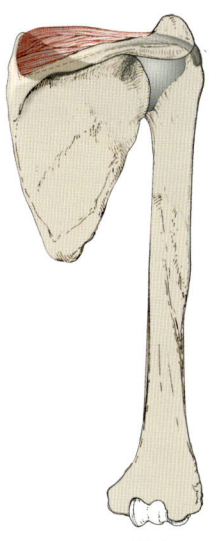

図 1-4C　棘上筋

起始：肩甲骨棘上窩．
停止：上腕骨大結節の上面，肩関節包．

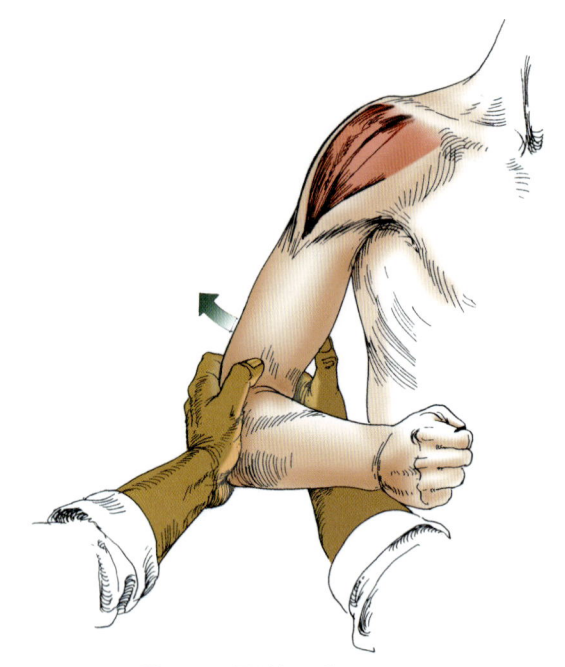

図 1-5　肩外転の筋力検査法

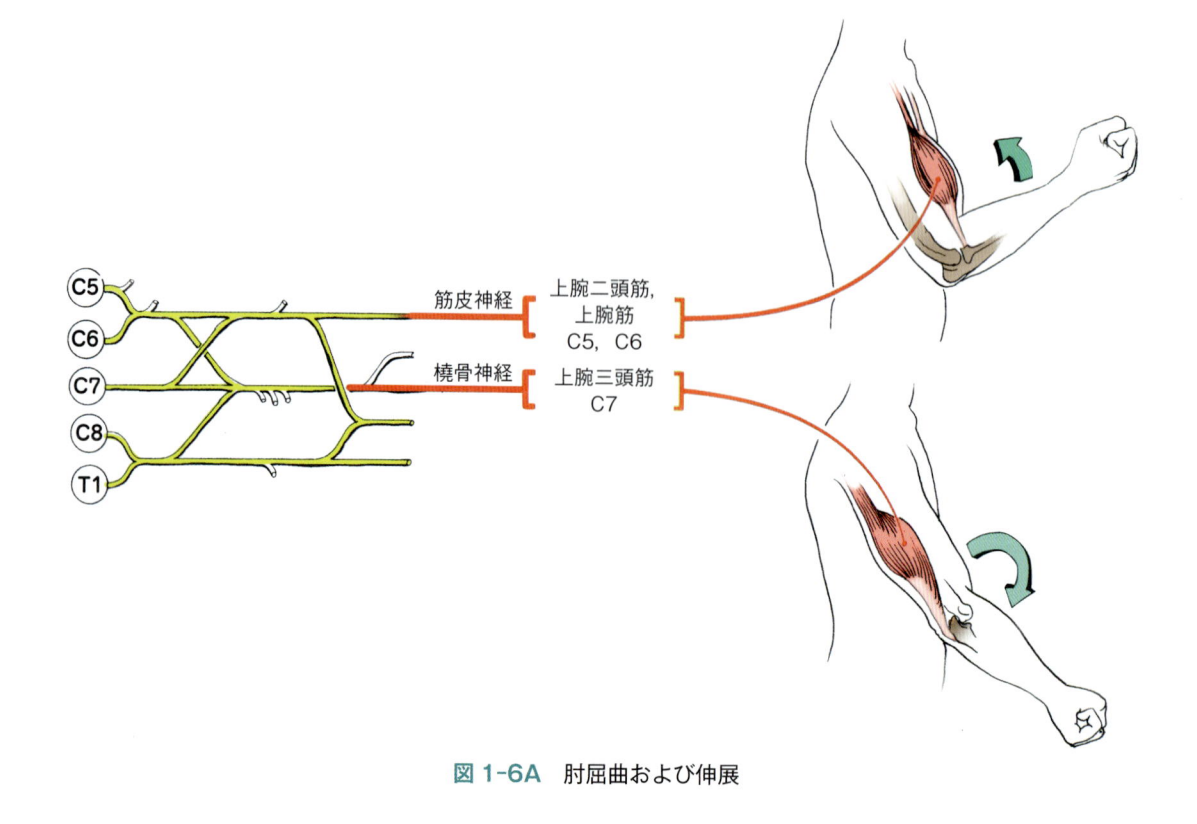

図 1-6A　肘屈曲および伸展

上腕二頭筋

C5, C6（筋皮神経）支配.

上腕二頭筋は肩関節および肘関節の屈筋であり，同時に前腕の回外筋でもある（図 1-6）. この筋の機能を完全に理解するには，ワインのボトルにコルクねじをねじ込んでいる人を想定すればよい. ねじ込むさいに回外運動をし，コルク栓を引き抜くさいに肘を屈曲し，ワインを飲むさいに肩関節を屈曲（訳者註：前方挙上）する（図 1-7）.

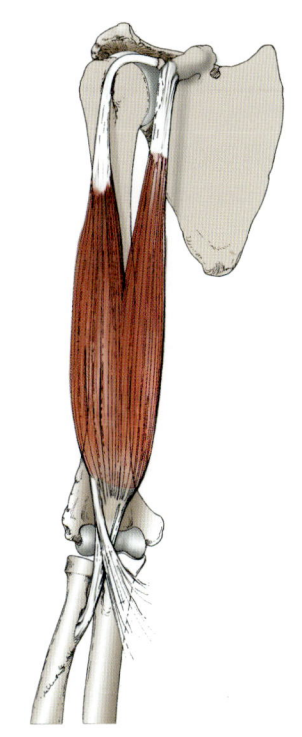

図 1-6B　上腕二頭筋

起始：短頭は肩甲骨烏口突起の尖端，
　　　長頭は肩甲骨関節上結節.
停止：橈骨粗面および上腕二頭筋腱膜
　　　を介して前腕屈筋起始.

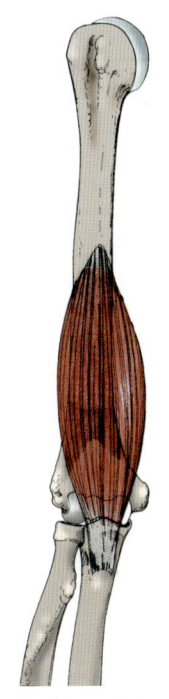

図 1-6C　上腕筋

起始：上腕骨前面の下 2/3.
停止：尺骨粗面および鉤状突起.

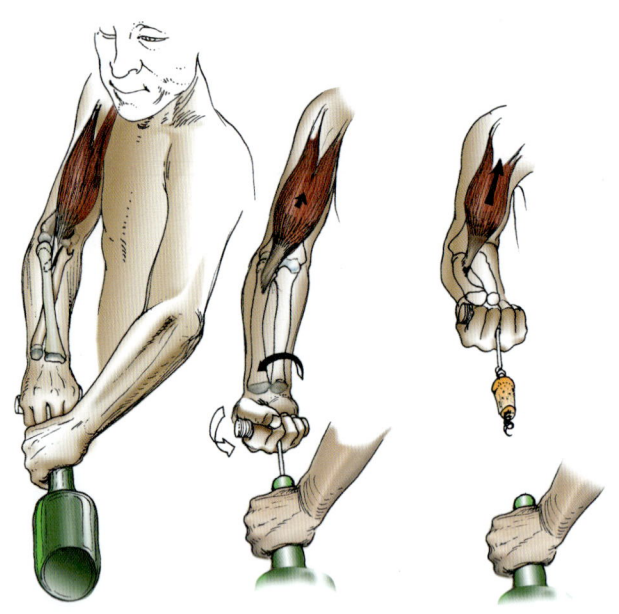

図 1-7　上腕二頭筋の種々な働き

(Hoppenfeld, S. : Physical Examination of the Spine and Extremities, Appleton-Century-Crofts.)

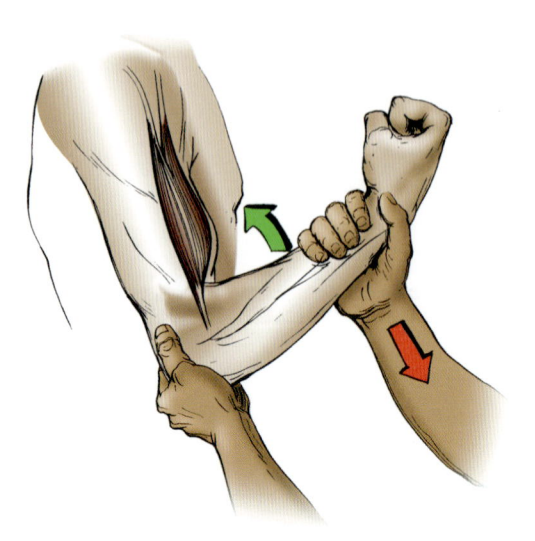

図 1-8　上腕二頭筋の筋力検査法

　C5 が神経学的に完全であるかどうかを調べるためには，上腕二頭筋の肘屈曲能だけを調べるべきである．もう 1 つの主な肘屈筋である上腕筋も C5 の神経支配を受けているので，肘屈曲の検査は C5 が完全であるかどうかを示す検査として合理的である．

　肘関節の屈曲能を検査するためには，患者の前方で，検査する側の肘関節のほうに寄って立ち，検者の手を患者の肘の後方にあてて肘関節直上で上肢を固定する．前腕は回外位をとらせたままにし，他の筋が肘屈曲を助けることのないようにする．このようにしておいて，患者にゆっくりと肘屈曲をするように命じる．約 45° 屈曲したところで抵抗を加え，患者にできるだけ力を入れさせ，患者の打ち勝ちうる最大の抵抗力を測定する（図 1-8）．

b）反射の検査

上腕二頭筋腱反射

上腕二頭筋腱反射は C5 が神経学的に完全であるかどうかを強く示す指標となるが，C6 からの成分も一部含まれている．このように上腕二頭筋は 2 つのレベルから支配されているので，反射の程度が対側よりもわずかでも弱い場合には病的と判断する．したがって，この反射の検査では対側との比較が必須である．

上腕二頭筋腱反射を検査するためには，患者の腕を検者の前腕の上にのせて，力を抜かせ，検者の手を患者の肘の内側にあてがい，ちょうど患者の腕を下から支えるようにする．ついで，検者の母指を肘関節屈側の肘窩にある上腕二頭筋腱の上におく

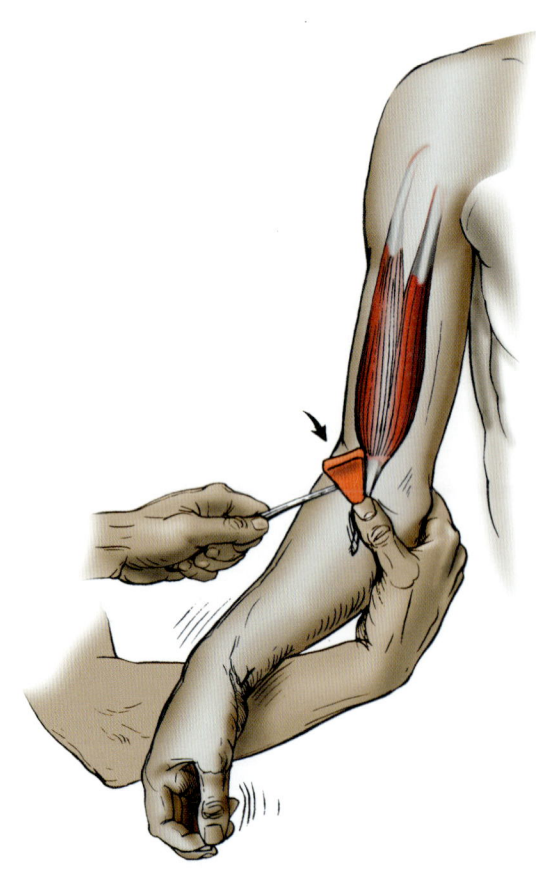

図 1-9A　上腕二頭筋腱反射の検査法

（図 1-9A）．上腕二頭筋腱の位置を正確に知るためには，患者に肘を軽く曲げさせれば容易にその浮きあがりを触知することができる．そこで，患者の肘関節を約 90° に曲げた状態で，腕の力を完全に抜かせ，検者の前腕に横たえただけの状態になるようにする．こうしておいて，反射検査用の打腱ハンマーの細いほうの端を用いて，検者自身の母指の爪を叩打する．上腕二頭筋は軽く収縮し，その動きを検者はみるか，感ずることができる．この反射が C5 レベル支配であることをよりたやすく覚えるためには，上腕二頭筋腱を叩打すると，5 本の指がちょうど人を軽蔑するときのジェスチャーのような恰好にひらくので，このことから "5" という数字を連想するとよい（図 1-9B）．

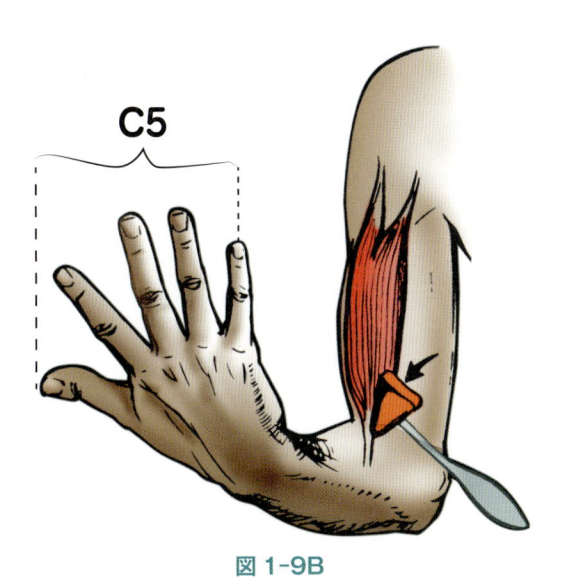

図 1-9B

上腕二頭筋腱反射が C5 によって支配されていることを忘れないためには 5 本の指を C5 に結びつけて覚えるとよい．

c）感覚検査

上腕外側（腋窩神経）

　　C5 は上腕外側の肩峰から肘までの範囲の感覚を司っている．腋窩神経だけが純粋に支配する感覚範囲は三角筋の外側上方部分の皮膚である．C5 支配皮膚節内のこの限局した感覚領野は，C5 神経根損傷とともに腋窩神経単独損傷を探知するのに有用である（図 1-10）．

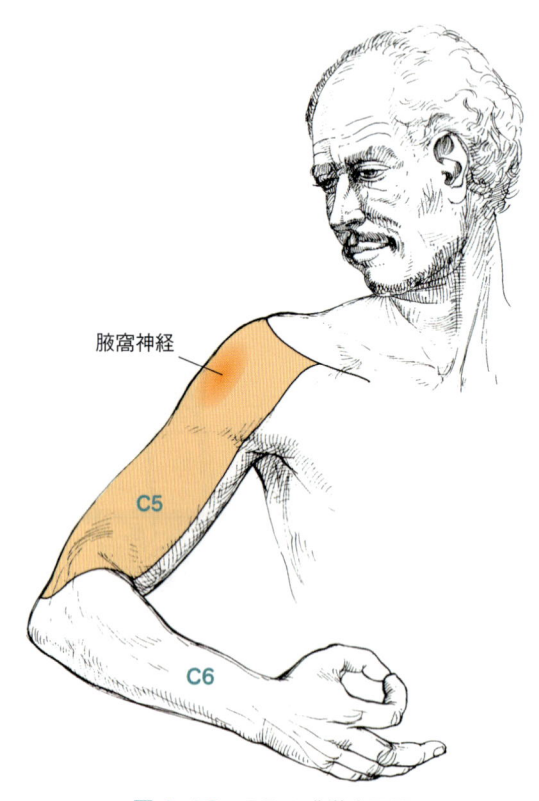

図 1-10　C5 の感覚支配野

2．C6 根障害の神経学的特徴

a）筋力検査

　　手根伸筋群も上腕二頭筋も，いずれも純粋に C6 だけの支配を受けているわけではなく，手根伸筋群は一部 C6，一部 C7 の神経支配を受けており，上腕二頭筋は C5 および C6 より支配を受けている（図 1-11）．

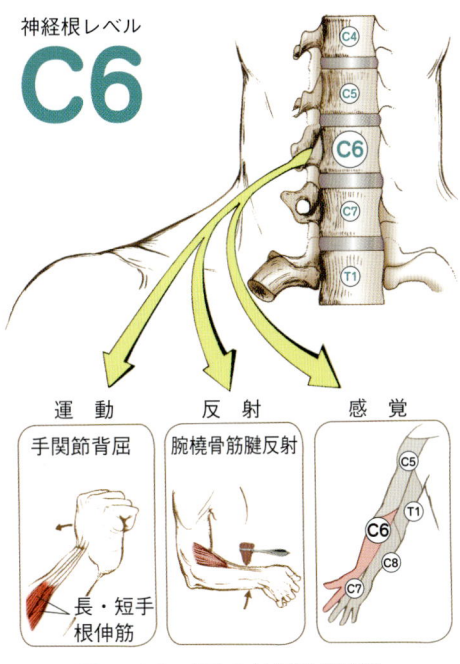

図 1-11　C6 の神経学的特徴

手関節伸筋群（図 1-12）

橈側伸筋

  1.　長・短橈側手根伸筋

      橈骨神経，C6

尺側伸筋

  1.　尺側手根伸筋

      橈骨神経，C7

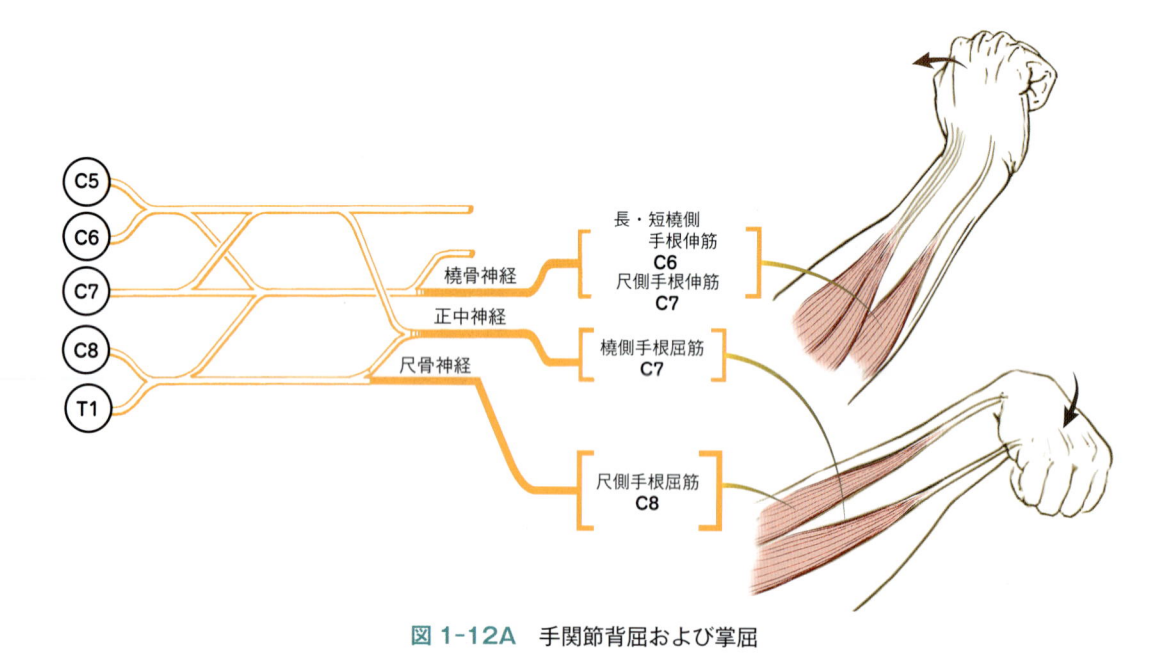

図 1-12A　手関節背屈および掌屈

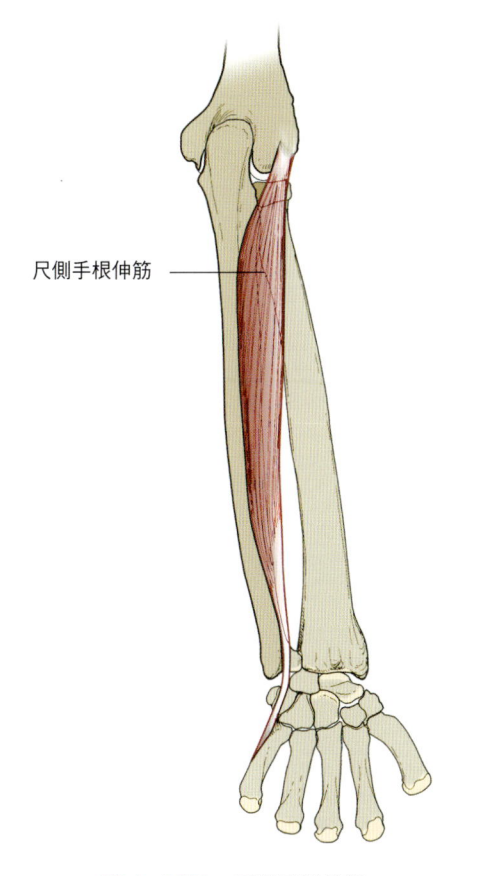

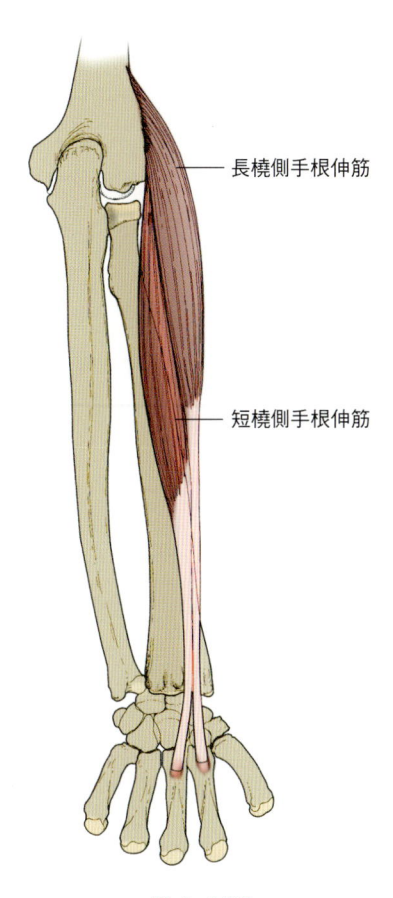

図 1-12B　尺側手根伸筋

起始：上腕骨外側上顆の伸筋群共同起始部
　　　および尺骨近位後縁.
停止：第 5 中手骨基部内側.

図 1-12C

長橈側手根伸筋

起始：上腕骨外側顆上稜の遠位 1/3,
　　　外側筋間中隔.
停止：第 2 中手骨基部背面.

短橈側手根伸筋

起始：上腕骨外側上顆の伸筋群共同起
　　　始部および肘関節橈側側副靱帯,
　　　筋間中隔.
停止：第 3 中手骨基部背面.

　　手関節伸展力を検査するには，検者の一方の手で前腕部を固定し，患者の手背に検者の他方の手掌をあてがい，かつ手指で包むようにする．ついで手関節を伸展（背屈）するように命ずる．手関節を完全伸展させつつ，その伸展力に抗して検者の手掌で抵抗を加える（図 1-13）．正常の筋力であれば，患者の手を掌屈させることはできない．この検査を反対側にも行って比較する．手関節伸展力の大部分は長・短橈側手根伸筋によるが，これらは C6 支配であり，これに対し，尺側手根伸筋は主として C7 支配である．もし C6 の支配が断たれ，C7 が健存しているような場合には，手関節は伸展にさいし尺屈する．一方，C6 が完全に残っていて，C7 以下が失われているような脊髄損傷では，橈側への偏位がおこる（図 1-14）．

上腕二頭筋

　　C6（筋皮神経）．上腕二頭筋は C5 からの支配のほかに，一部は C6 からも支配されている．肘関節屈曲を検査することにより上腕二頭筋の筋力を検査することができる（詳細は 14 頁参照）．

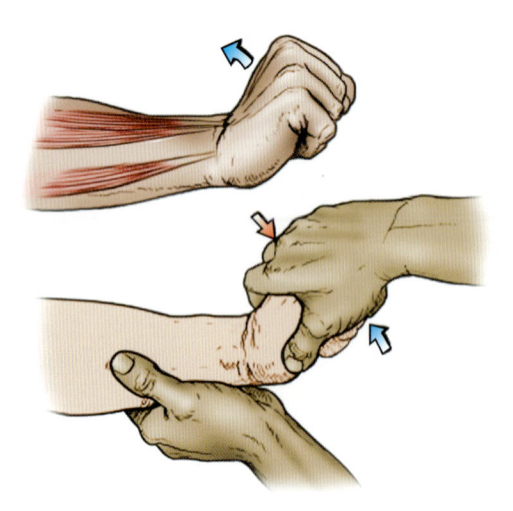

図 1-13　手関節伸筋の筋力検査法

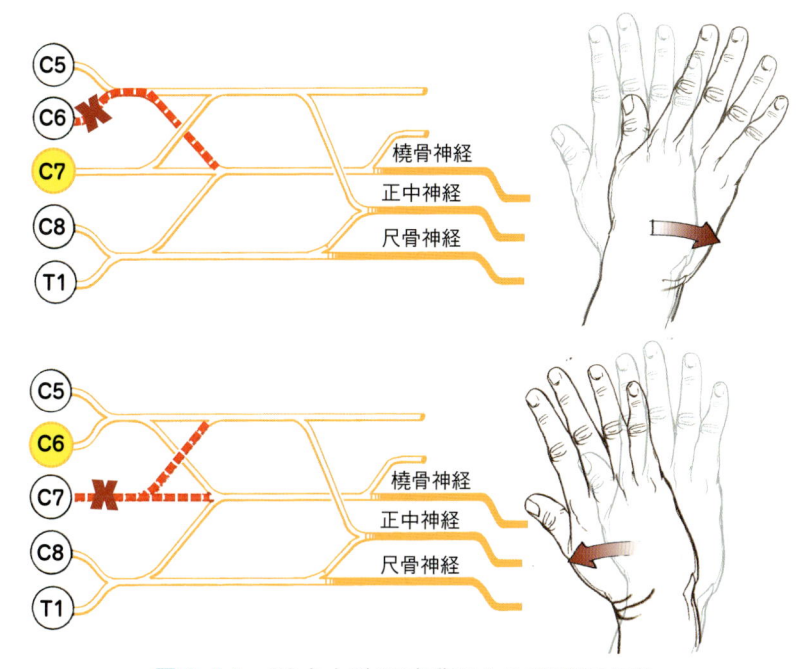

図 1-14　C6 および C7 損傷による手関節の偏位

b）反射の検査

腕橈骨筋腱反射

　　腕橈骨筋は C6 から橈骨神経を経て支配されている．この反射を検査するには，上腕二頭筋腱反射を検査するさいに行ったと同様の方法で，まず患者の上肢を支える．橈骨遠位端のところで，打腱ハンマーの平らな面で腕橈骨筋の腱を叩く．叩打により軽度に前腕が橈側に持ちあがる（図 1-15）．反対側も検査し，両者を比較する．腕橈骨筋腱反射は C6 が神経学的に完全であるか否かを判断するのに適切な反射である．

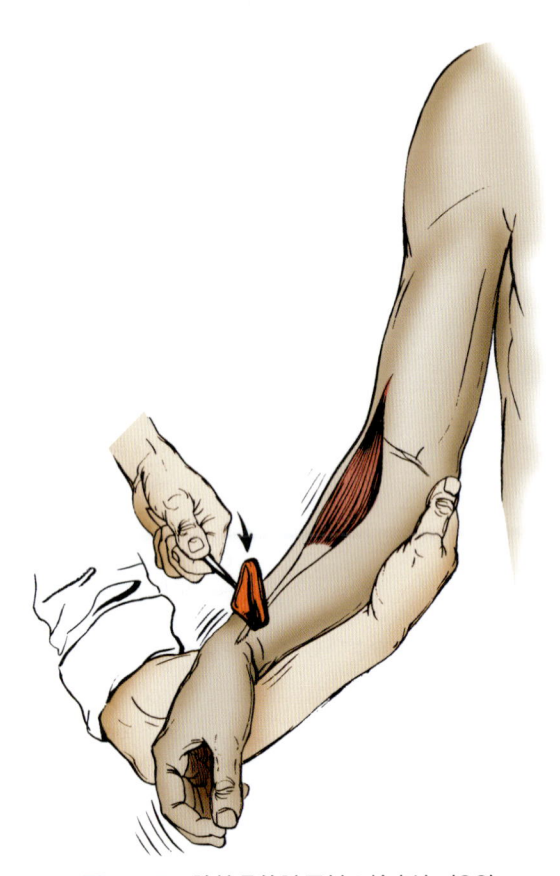

図 1-15　腕橈骨筋腱反射の検査法（C6）

上腕二頭筋腱反射

　　上腕二頭筋腱反射は，C5 とともに C6 が完全であるかどうかの指標として用いられるが，重複支配であるため，その反射の程度が反対側に比べてわずかでも減弱していれば異常といえる．上腕二頭筋腱反射は主として C5 である．上腕二頭筋腱反射を検査するには，すでに述べたように肘窩を横切る上腕二頭筋腱を叩打する（詳細は 16 頁参照）．

c）感覚検査

前腕外側（筋皮神経）

　　C6 は前腕外側，母指，示指および中指の橈側半分の感覚を支配している．C6 感覚支配野を簡単に覚えるには，中指を伸ばした位置で，母指，示指でつまみ動作を行い，数字の "6" を形づくることから連想するのがよい（図 1-16）．

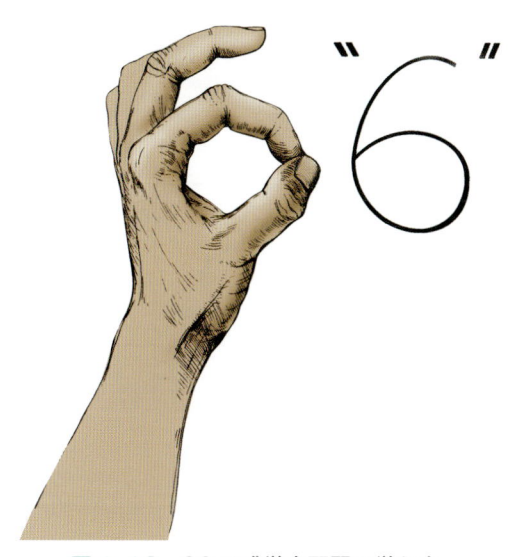

図 1-16　C6 の感覚支配野の覚え方

3．C7 根障害の神経学的特徴

a）筋力検査

　　　上腕三頭筋，手根屈筋群，手指伸筋群は C8 により一部支配されているが，主支配は C7 である．これらの筋は野球の投球動作時に同時に働く（図 1-17）．

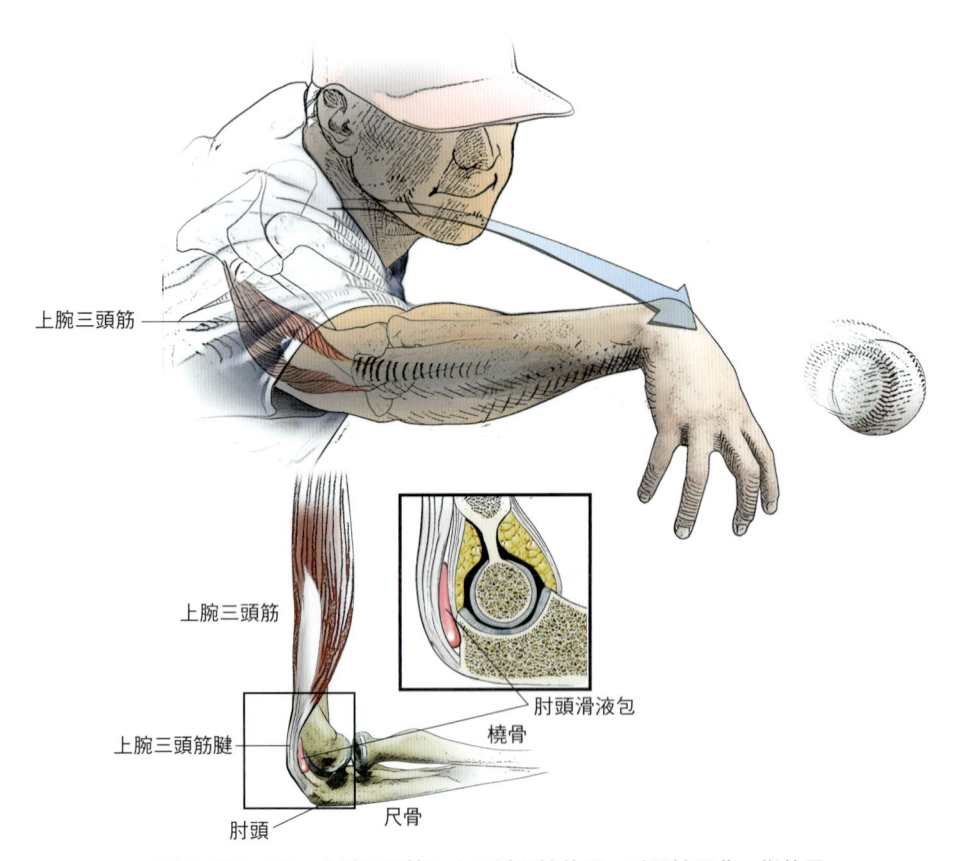

上腕三頭筋

上腕三頭筋

上腕三頭筋腱

肘頭

尺骨

橈骨

肘頭滑液包

図 1-17　C7：上腕三頭筋による肘関節伸展，手関節屈曲，指伸展

上腕三頭筋

　　C7（橈骨神経）支配（図 1-18）．上腕三頭筋（図 1-19A）は肘伸展の主要筋である．筋力検査を行うには，患者の上腕を肘関節よりも少し中枢側で固定したうえ，肘関節を屈曲位から伸展させる．肘関節が屈曲 90° に達するより前から抵抗を加え，患者がそれに打ち勝って伸展できる最大の抵抗力を検査する（図 1-19B）．検者が抵抗を加えるときには，瞬間的に押しつけるような抵抗の加え方では正確な評価を誤るので，一定のしっかりとした抵抗を加えなければならない．

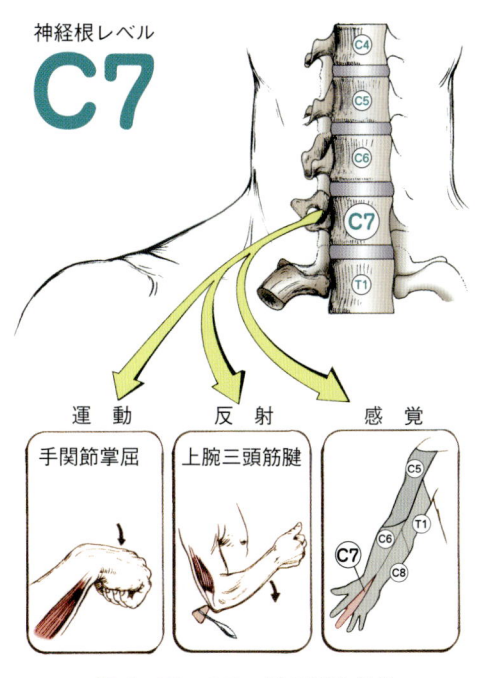

図 1-18　C7 の神経学的特徴

　さらに，重力が通常肘伸展を助けるのに役立っていることを注意しておきたい．すなわち，伸展力がきわめて弱い場合の筋力評価にさいしては，上肢の重量を考慮せねばならない．上腕三頭筋筋力が筋力テスト〔3〕よりも弱い場合には，上腕三頭筋の力を重力の影響を除いた水平面上で測定する．上腕三頭筋の筋力は重要である．その理由はこの筋力が強ければ，患者が杖または松葉杖で身体を支えることができるからである（図 1-20）．

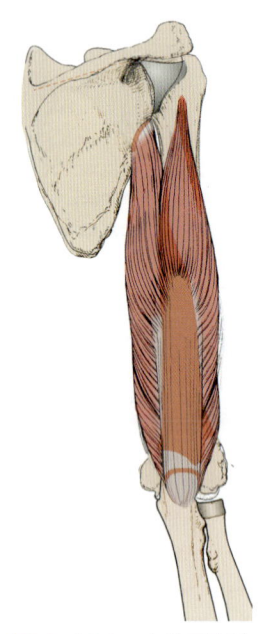

図 1-19A　上腕三頭筋

起始：長頭は肩甲骨関節下結節，外側頭は上腕骨
　　　後外側面，内側頭は上腕骨後面の遠位部．
停止：肘頭の後上面および前腕の深部筋膜．

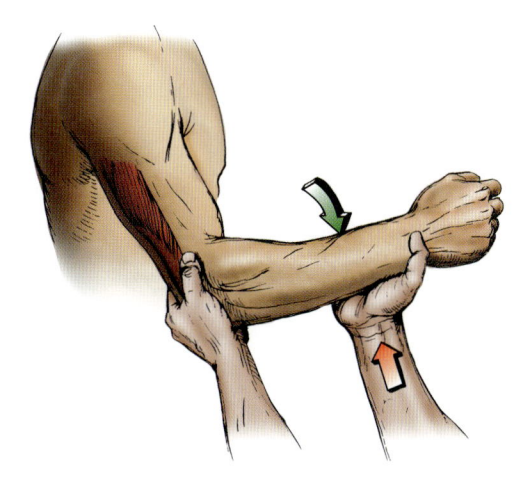

図 1-19B　上腕三頭筋の筋力検査法

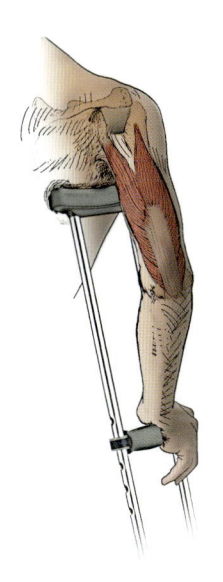

図 1-20

松葉杖歩行には強い上腕三頭筋
筋力を要する.

手関節屈筋群：C7（正中，尺骨神経）支配（図 1-12A 参照）

1. 橈側手根屈筋（図 1-21A）

　　正中神経，C7

2. 尺側手根屈筋（図 1-21B）

　　尺骨神経，C8

　橈側手根屈筋（C7）は上記の 2 筋のうちでも，とりわけ重要であり，手関節屈曲の主動力をなしている．尺側手根屈筋は C8 より主に支配されており，筋力はやや劣るが，手関節屈曲軸方向に作用する．このことを理解するためには，正常の手関節屈曲は尺側方向に偏る事実に注意すれば容易であろう．

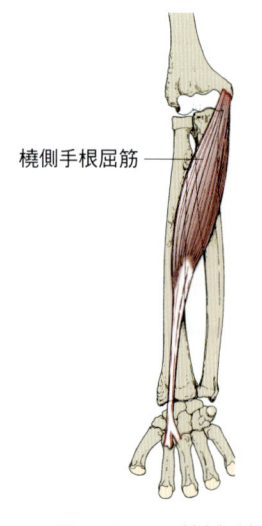

橈側手根屈筋

図 1-21A　橈側手根屈筋

起始：上腕骨内側上顆の屈筋群共同
　　　起始および前腕の筋膜.
停止：第 2・第 3 中手基部.

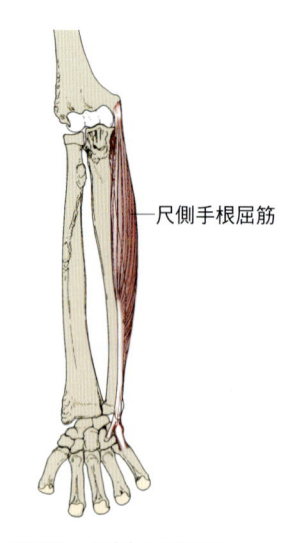

尺側手根屈筋

図 1-21B　尺側手根屈筋

起始：上腕頭は上腕骨内側上顆の屈
　　　筋群共同起始，尺骨頭は肘頭
　　　および尺骨後縁.
停止：第 5 中手骨, 豆状骨, 有鉤骨.

　　手関節屈曲検査を行うにあたっては，患者に握りこぶしをまず作らせる．これは，指屈筋群が手関節屈筋としても作用してしまうので，この働きを取り除くために，検査に先立って指屈筋群を収縮させておくためである．手関節を固定し，患者にしっかり握ったこぶしを屈曲するよう命ずる．検者は，患者の指を把持するようにして，手関節を屈曲位からひきおこすようにして検査する（図 1-21C）.

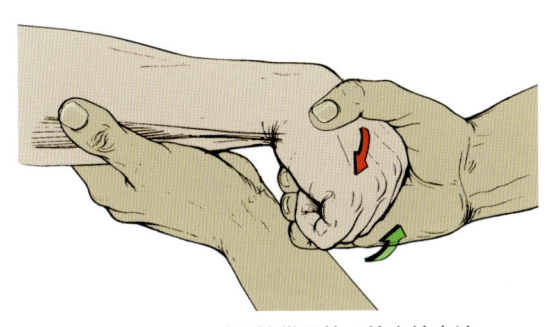

図 1-21C　手関節掌屈筋の筋力検査法

指伸筋群

C7（橈骨神経）支配

1. 総指伸筋（図 1-22）
2. 示指伸筋
3. 小指伸筋

　指伸展を検査するには，手関節を中間位に固定し，患者に指節間（IP）関節を屈曲させたまま中手指節（MP）関節を伸展させる．IP 関節を屈曲させておくのは指の長指伸筋群に対する手内在筋の代償作用を取り除くためである．検者の手を伸展させた基節骨背側におき，MP 関節屈曲方向に抵抗を加えて筋力を検査する（図 1-23）.

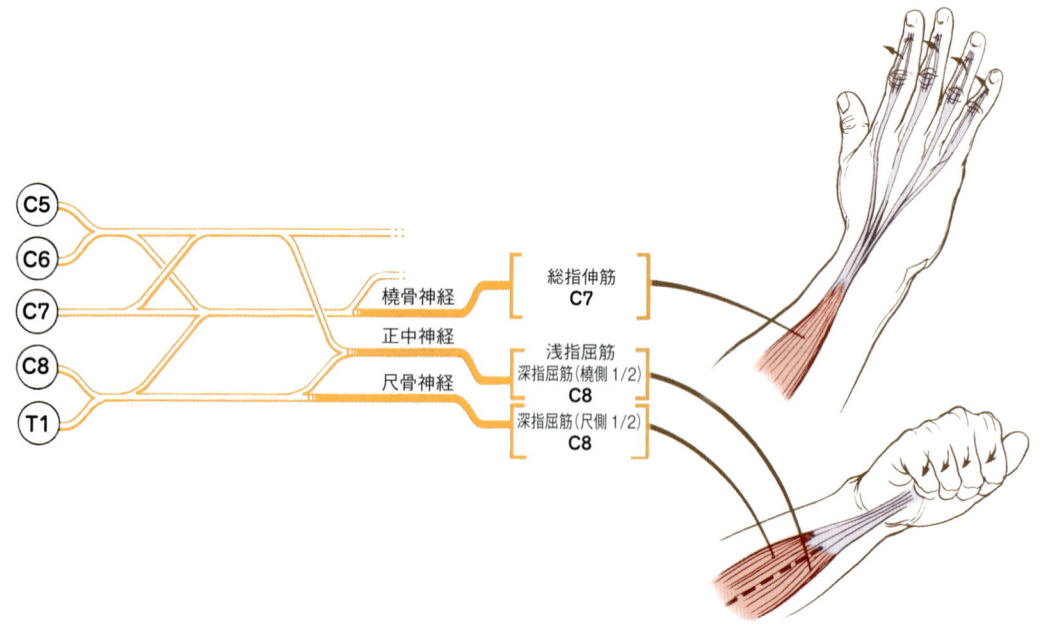

図 1-22A　指伸展（C7）および指屈曲（C8）

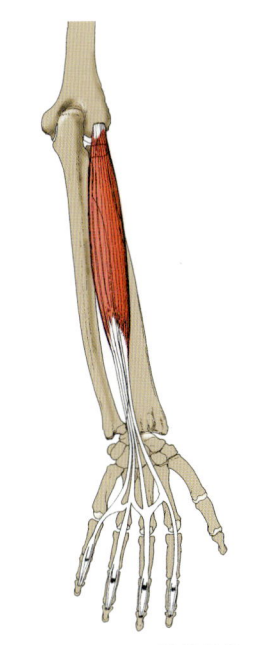

図 1-22B　総指伸筋

起始：上腕骨外側上顆の伸筋群共同起始および筋間中隔.
停止：示指-小指の中節骨底と両者は合して末節骨底.

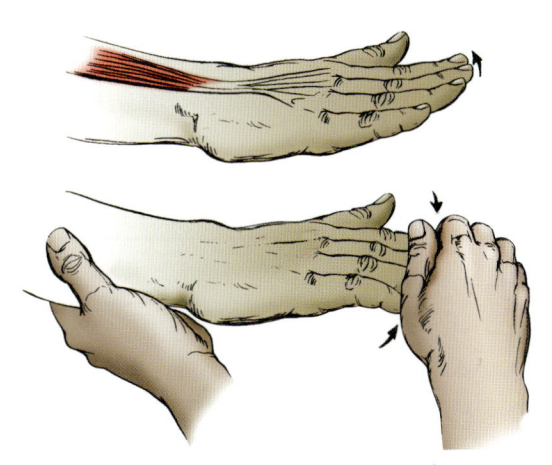

図 1-23　指伸筋の筋力検査法*

---

*訳者註：指伸展の検査についてはこの図では指伸展位で検査しているが，本文の通り，内在筋の代償作用を取り除くため，総指伸筋の検査では IP 関節屈曲位で基節骨の上に検者の手をおいて抵抗を加えて検査する.

b）反射の検査

上腕三頭筋腱反射

上腕三頭筋腱反射は橈骨神経の C7 成分によって支配されている．

この検査にあたっては，患者の前腕を検者の前腕の上にのせるようにしておく．検査時の肢位は上腕二頭筋腱反射のときとまったく同様である．患者に腕の力を十分抜くように命じ（上腕三頭筋の筋緊張が消失するのでわかる），打腱ハンマーで上腕三頭筋腱を肘頭窩で叩打する（図 1-24）．上腕三頭筋腱に反射がおこると反射運動を検者の支持前腕に感じられるか，目で確かめることができる．

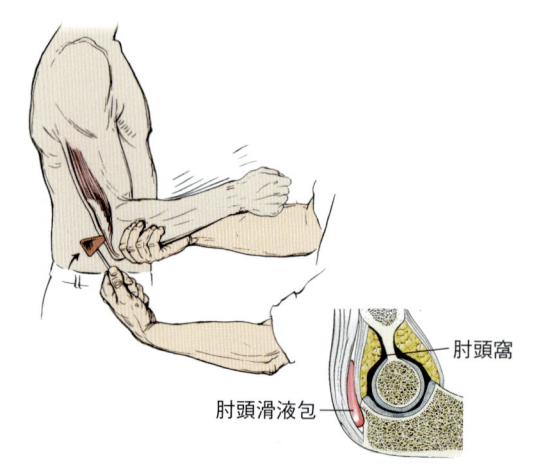

図 1-24　上腕三頭筋腱反射の検査法

c）感覚検査

中　指

C7 は中指の感覚を支配している．しかし，中指の感覚はしばしば C6，C8 によっても支配されているので，C7 の感覚検査の決め手はない．

4．C8 根障害の神経学的特徴

a）筋力検査

指屈筋群（図 1-22A，26A-C）

1. 浅指屈筋

　　正中神経，C8

2. 深指屈筋

　　正中，尺骨神経，C8

3. 虫様筋

　　正中，尺骨神経，C8（T1）

　DIP 関節を屈曲させる深指屈筋，MP 関節を屈曲させる虫様筋は，通常，尺側にあるものは尺骨神経，橈側にあるものは正中神経により支配されている．C8 神経根損傷では，全部の深指屈筋の筋力が弱くなり，ひいては指屈筋群すべての筋力も低下する．しかし，尺骨神経損傷の場合は，筋力低下は環・小指にとどまる．PIP 関節屈曲を司る浅指屈筋は正中神経単独支配なので，C8 神経根損傷によっても，正中神経損傷によっても同じく筋力低下が生じる（図 1-25）．

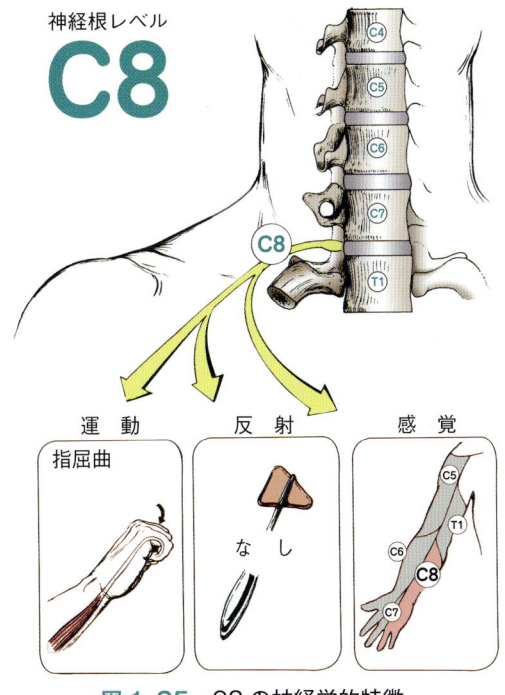

図 1-25　C8 の神経学的特徴

指屈筋の検査は，患者の指関節，すなわち MP・PIP・DIP 関節すべてを屈曲させて検査する．検者の指を 4 本とも患者の指にひっかけ，患者の屈曲に対抗して指伸展をはかるように抵抗を加える（図 1-26D）．どの関節が抵抗に抗して屈曲することができなかったかを観察して評価する．

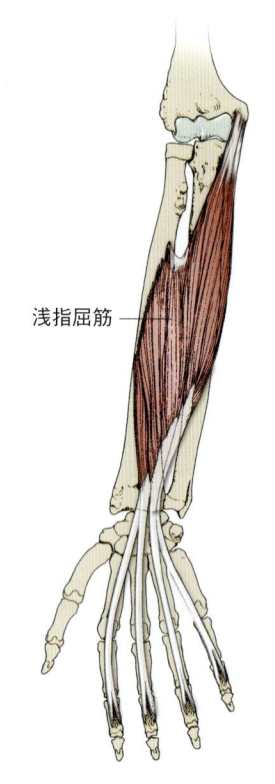

浅指屈筋

図 1-26A　浅指屈筋

起始：上腕頭は上腕骨内側上顆
　　　の屈筋共同起始，尺骨頭
　　　は尺骨鉤状突起，橈骨頭
　　　は橈骨斜線．
停止：示指–小指の中節骨掌側
　　　面両縁．

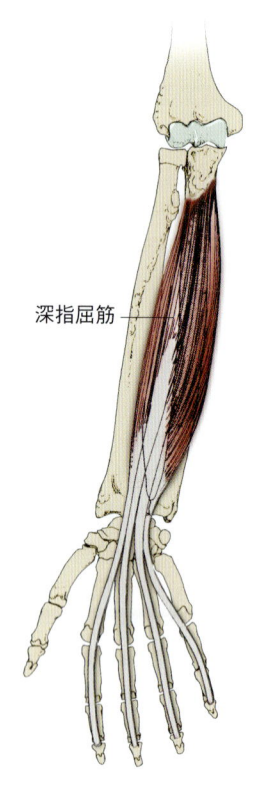

深指屈筋

図 1-26B　深指屈筋

起始：尺骨内側前面，骨間膜，
　　　前腕深部筋膜．
停止：示指–小指の末節骨．

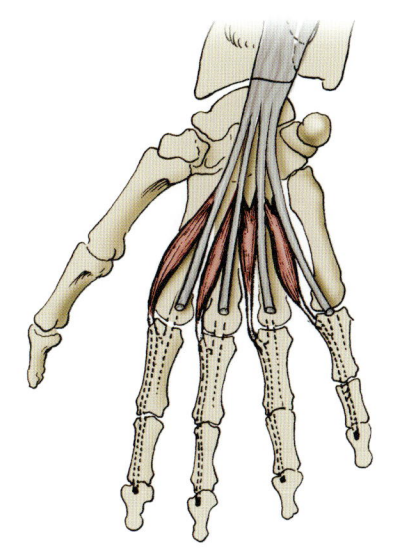

図 1-26C　虫様筋

起始：虫様筋は 4 つあり，すべて深指屈筋腱に起始をもつ．第 1 虫様筋
　　　は示指の深指屈筋腱の橈側から，第 2 虫様筋は中指の深指屈筋腱
　　　の橈側から，第 3 虫様筋は中指および環指の深指屈筋腱の隣接す
　　　る面から，第 4 虫様筋は環指および小指の深指屈筋腱の隣接する
　　　面から．
停止：指伸筋および骨間筋の腱とともに，示指-小指の末節骨底．

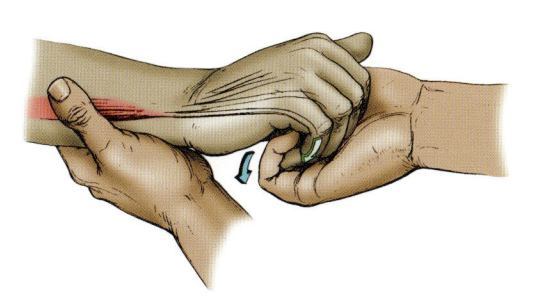

図 1-26D　指屈筋の筋力検査法

　　正常ではすべての関節の屈曲を維持できる．これが C8 神経支配の運動検査である
ことをより容易に覚えるには，検者の四本指と患者の四本指とで合計 8 になることに
結びつけて覚えればよい（図 1-27）．

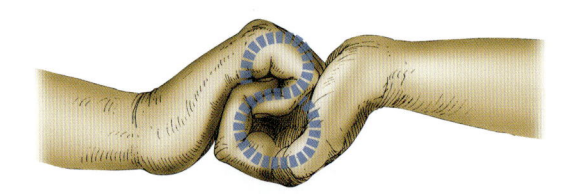

図 1-27　指屈筋が C8 で支配されていることの覚え方

b）感覚検査

前腕内側（内側前腕皮神経）

　　C8 は環指，小指および前腕の遠位の尺側半分の感覚を支配する．小指の尺側は，
尺骨神経（C8 優位）の固有支配域であり，かつ，検査にあたってもっとも有用な部
位である．対側と比較して正常，鈍い（鈍麻），敏感である（感覚過敏），感じがない
（脱失）などと段階づける（図 1-28）．

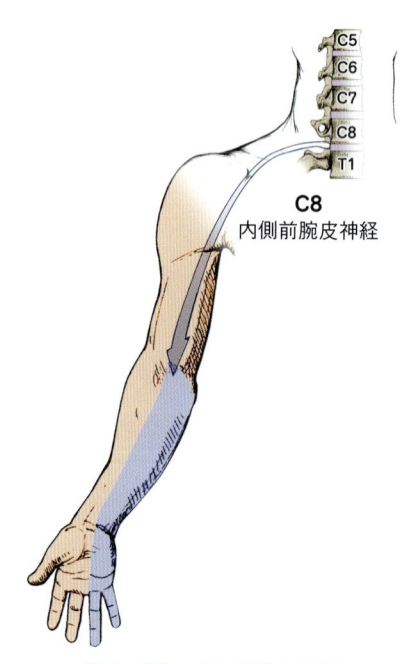

図 1-28　C8 感覚支配野

5．T1 根障害の神経学的特徴

T1 は，C8 と同様にその髄節支配を示す適当な腱反射はなく，反射検査によっては鑑別できない（図 1-29）ので，運動および感覚で T1 を検査する．

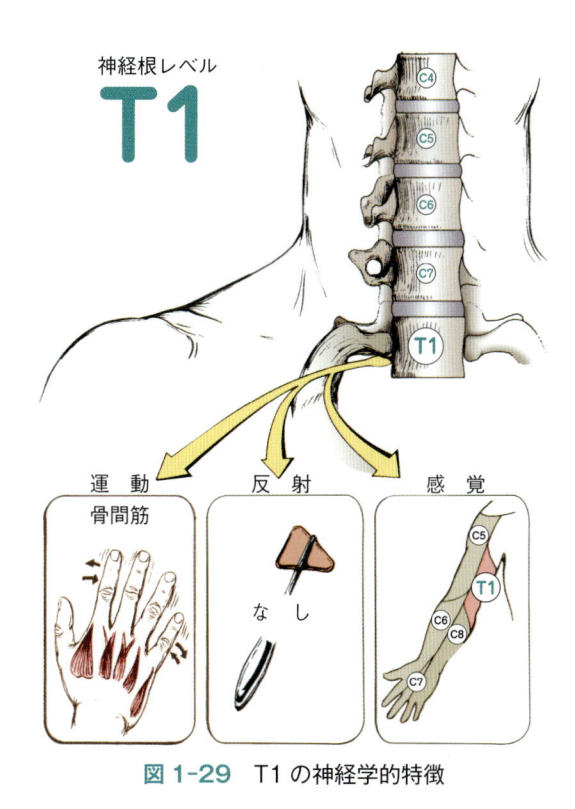

図 1-29 T1 の神経学的特徴

a）筋力検査

指外転（図 1-30）

1. 背側骨間筋（dorsal interossei abductor：DAB）

尺骨神経，T1

2. 小指外転筋

尺骨神経，T1

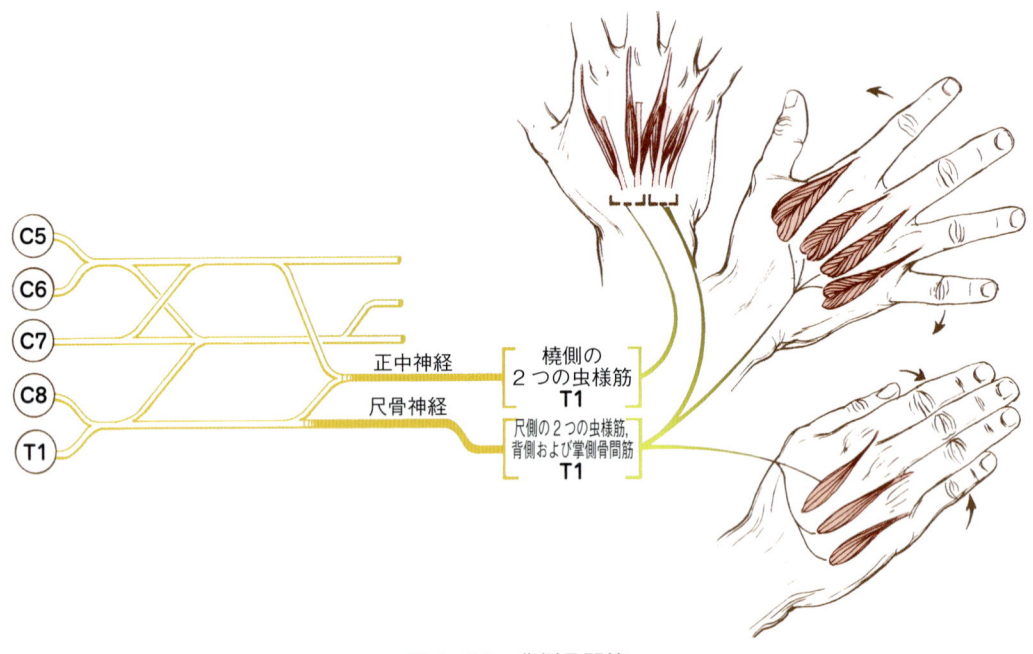

図 1-30　背側骨間筋

起始：4 つの背側骨間筋はそれぞれ中手骨の相対する面から二頭をもっておこる．

停止：第 1 背側骨間筋は示指の基節骨の橈側，第 2 背側骨間筋は中指の基節骨の橈側，第 3 背側骨間筋は中指の基節骨の尺側，第 4 背側骨間筋は環指の基節骨の尺側．

手の小筋群はすべて T1 により神経支配を受けている．指外転の筋力検査は指を伸展させた状態で手の正中軸から指を拡げるようにして行う．ついで，各指の相互の外転筋力を測定するには，示指と中指，環指，小指，また中指と環指，小指，さらに環指と小指をそれぞれ検者の指で合わせるようにして検査する（図 1-31）．各指相互の組合せで筋力の低下があるかどうかを対側と比較して検査する．小指外転筋の検査は小指を環指方向へ押すようにして行う．

指内転（図 1-30）

主な内転筋（図 1-30）

  1．掌側骨間筋（palmar interossei adductor：PAD）

      尺骨神経，C8，T1

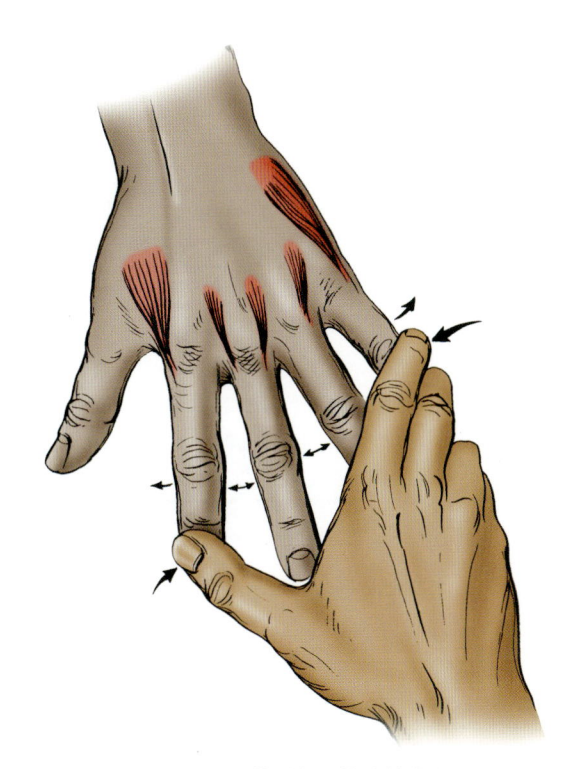

図 1-31　指外転の筋力検査法

　　指内転の検査は，患者に指伸展位で指を閉じるよう命じ，検者がその指同士を開か
せるようにして検査する．検査は示指と中指，中指と環指，環指と小指との間で行う．
　　指内転は，また次のようにして検査することもできる．すなわち，患者の伸展した
2 本の指の間に紙片をはさませ，これを引き抜くようにする．この紙片をはさむ力を
対側と比較して検査する（図 1-32）．T1 の神経学的レベルをより容易に覚えるには，
伸展した指の間から紙幣を引き抜く動作より T1 を連想させるのがよい．

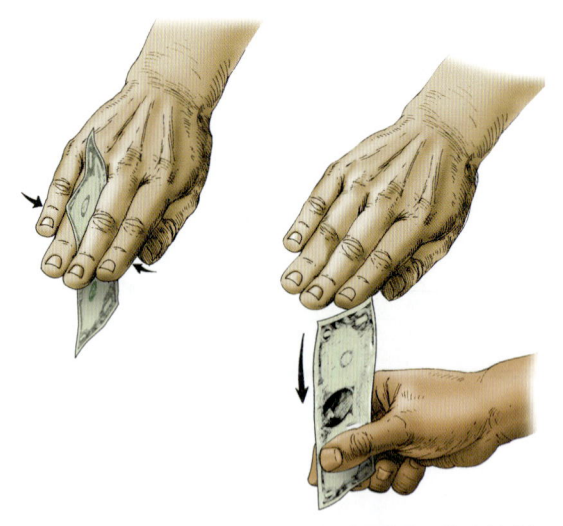

図 1-32　指内転の筋力検査法（紙幣引き抜き検査）

b）感覚検査

上腕内側（内側上腕皮神経）

T1 は前腕内側の近位 1/2 と上腕内側の感覚を支配する*（図 1-33）.

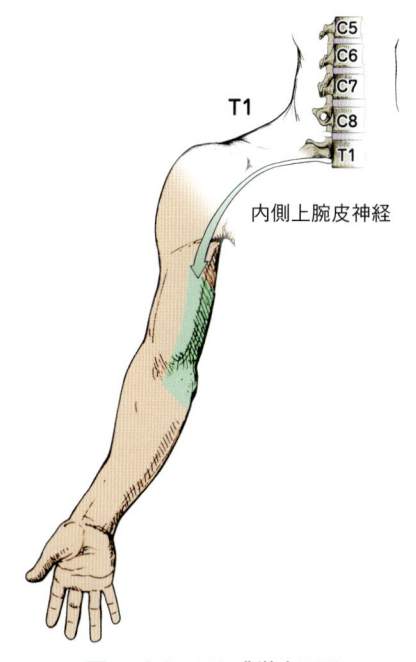

図 1-33　T1 感覚支配野

---

*訳者註：上腕内側近位は T2 の支配も受けている.

6．まとめ

　　上肢の神経学的高位診断には図 1-34～36 の検査を推奨する（表 1-1）.
上肢の神経学的検査では，まずすべての運動機能を評価し，ついですべての腱反射，
最後に感覚を検査するのが実用的である．このようにすれば，検者の労力も節約で
き，患者に与える苦痛も少なくてすむ.

a）運動機能検査

　　手関節および手指に関して検査すれば，検者および患者にとって最小限の運動とわ
ずかな労力で上肢に関する運動機能をほぼ完全に検査をすることができる．手関節背
屈（C6），手関節掌屈および指伸展（C7），指屈曲（C8），また指の内・外転（T1）
は一連のスムーズな動作ですべてを検査することができる（図 1-34）．しかし，C5
だけは別に三角筋，上腕二頭筋を検査しなければならない.

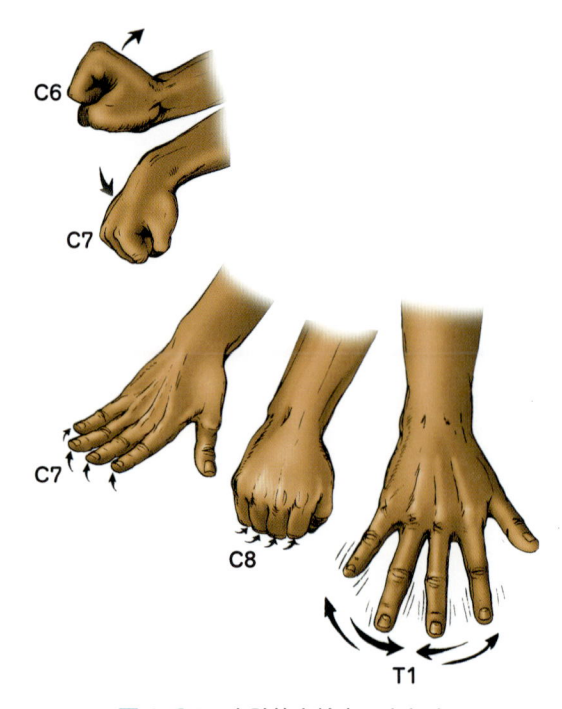

図 1-34　上肢筋力検査のまとめ

b）反射の検査

　　肘および上肢を図 1-35 の肢位に保持すれば，スムーズにすべての腱反射を検査することができる．その肢位で，打腱ハンマーをそれぞれの検査を要する腱——上腕二頭筋腱（C5），腕橈骨筋腱（C6）および上腕三頭筋腱（C7）——と順次叩打していく（図 1-35）．

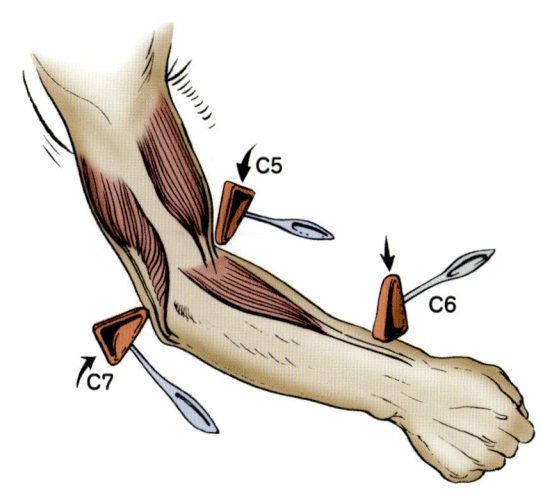

図 1-35　上肢の腱反射のまとめ

表 1-1　上肢神経学的高位診断の特徴

運　動	C5…肩関節外転 C6…手関節背屈 C7…手関節掌屈および指伸展 C8…指屈曲 T1…指の外・内転
感　覚	C5…上腕外側 C6…前腕外側，母指，示指 C7…中指（破格多し） C8…前腕内側，環指，小指 T1…上腕内側 T2…腋窩
反　射	C5…上腕二頭筋 C6…腕橈骨筋 C7…上腕三頭筋

c）感覚検査

感覚もスムーズに連続して検査することができる．上肢の外側中枢側から出発して，次第に遠位側に検査を進める（C5 上腕，C6 前腕）．ついで指を横切ってルーレットを走行させ（C6，C7，C8），最後に上肢内側を上行させ（C8 前腕，T1 上腕），腋窩（T2）方向に検査をすすめる（図 1-36）．

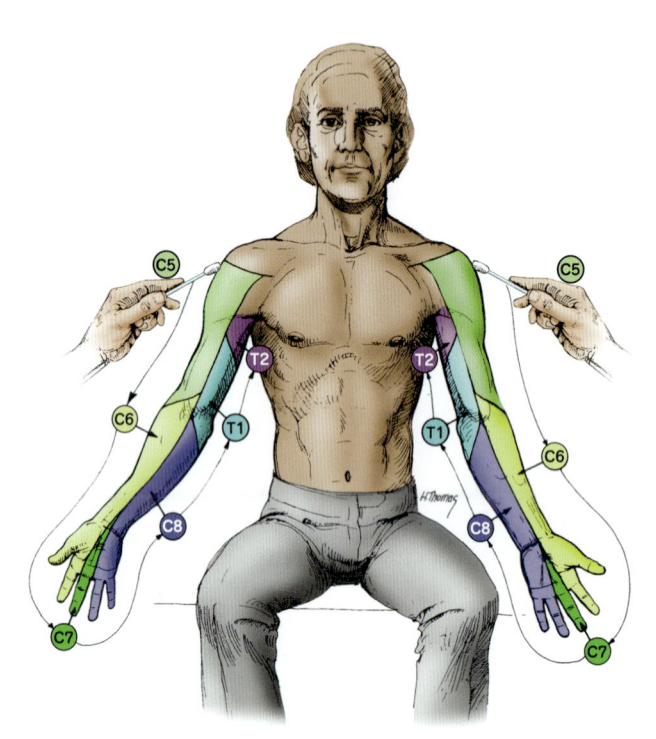

図 1-36　上肢感覚検査法のまとめ

B．高位診断の臨床応用

1．頚椎椎間板ヘルニア

　　頚椎は 7 個であるが，神経根は 8 本である．各頚神経根は，C8 根を除いて，それと同じ番号の椎体の上から脊椎を出る．すなわち，C1 神経根は C1 と後頭骨との間から出ており，C6 神経根は C5 と C6 の間，C8 神経根は C7 と T1 の間から出る（図1-37）．

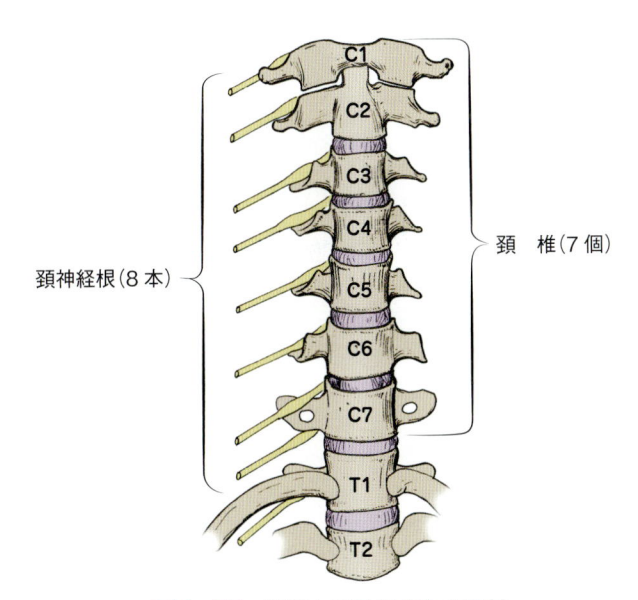

図 1-37　頚椎と頚神経根との関係

　　椎間板の上後方で椎間孔へ走行する神経根がヘルニアにより圧迫されると，それに該当するレベルの神経根が障害がされる．たとえば，C5-C6 間の椎間板ヘルニアは C6 神経根障害をおこす（図 1-38）．ヘルニアにより神経根が圧迫されると，刺激を受けた神経根の走行に沿って疼痛が放散する．

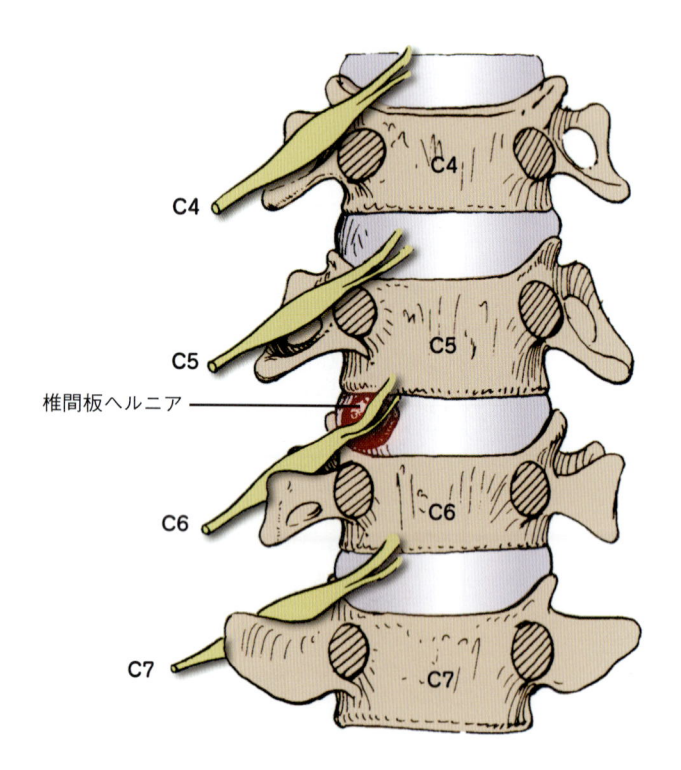

図 1-38　頚椎椎間板ヘルニア

　C5-C6 間は他の頚椎間よりも運動性が少し大きい（後頭骨，C1 間と C1-C2 間は特殊な関節構造なのでこれを除く）（図 1-39，40）．頚椎の動きが大きければ大きいほど椎間板の破綻が大きい．したがって，C5-C6 間では他の頚椎椎間に比し，ヘルニア，変形性脊椎症の発生頻度が高くなる．また，患者の年齢が高くなにつれ C6-C7 間のヘルニアの発生頻度が高くなるが，その理由はよくわかっていない．

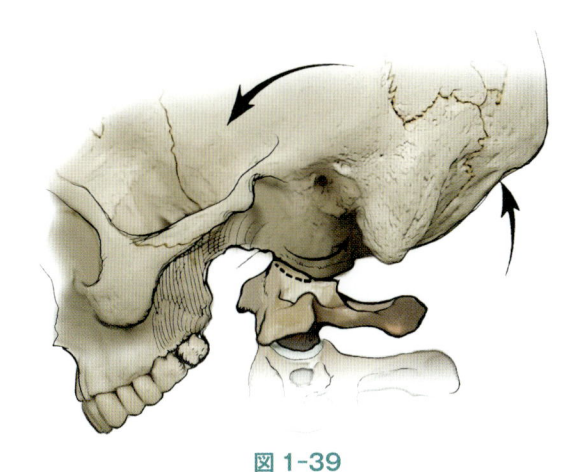

図 1-39

後頭骨と C1 の間の関節は特殊な関節構造をしており，頚椎全体の屈曲，伸展の 50% の運動がこの関節で可能である．

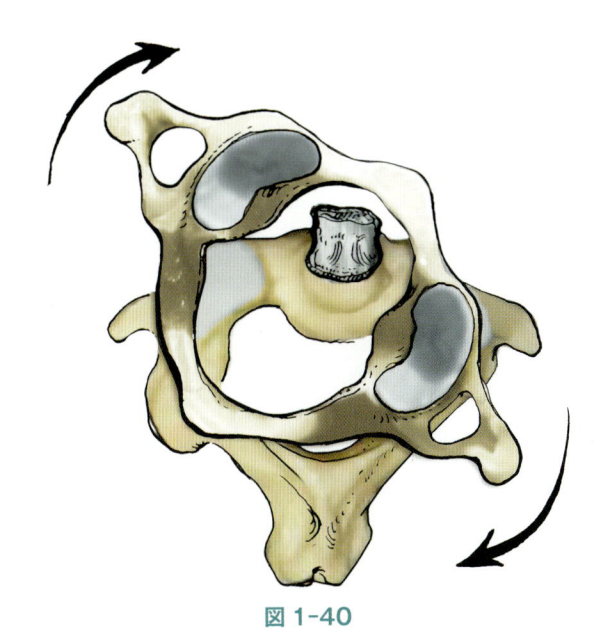

図 1-40

C1-C2 間は関節構造が特殊なため，この関節では頚椎の回旋運動の 50% が可能である．

　神経根が障害されるのは，椎間板が後方に脱出するからである．椎間板が後方に脱出する理由は次の 2 つの機序で説明できる．第 1 に，線維輪の前方は強靱で損傷されにくいのに対し，後方はそれほど強くない．第 2 に，前縦靱帯は，後縦靱帯の幅が狭いのに比し，解剖学的に幅広く，かつ強靱である．それゆえ，椎間板に圧迫が加わると抵抗に弱い後方部へと髄核は脱出し，ヘルニアが生じる．後縦靱帯は菱形構造をしているので椎間板はどちらか一側に脱出する傾向がある（図 1-41）．正中脱出は比較的まれであるが，その理由は椎間板が靱帯のもっとも強靱な部分である正中を貫通して脱出しなければならないからである．

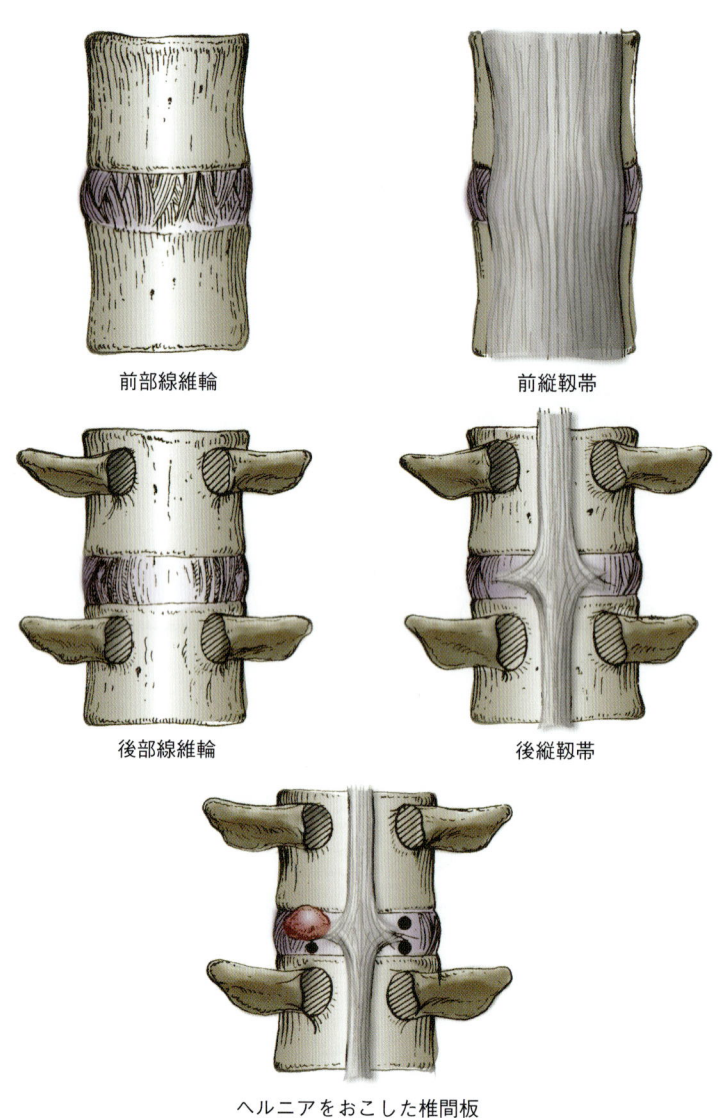

前部線維輪　　　　　　　　　前縦靱帯

後部線維輪　　　　　　　　　後縦靱帯

ヘルニアをおこした椎間板

図 1-41　頚椎椎間板ヘルニアが後方に生ずる解剖学的理由

　頚椎椎間板ヘルニアの症状はいずれか一側の上肢痛である．疼痛は，通常，障害神経根の支配域に沿って手へ放散する．しかし，時には疼痛が肩甲周囲までしか放散しないこともある．咳，くしゃみ，頚を曲げるなどの負荷をかけると，疼痛が増強し，その痛みが患肢の罹患神経根域に放散することが多い．

　椎間板ヘルニアの症状はヘルニアの脱出部位によって異なる．通常よくみられる側方へのヘルニアであれば直接神経根を圧迫し，典型的な神経根高位に一致した症状を呈する．しかし，正中脱出の場合には上・下肢に症状が出現することもある（図1-42）.

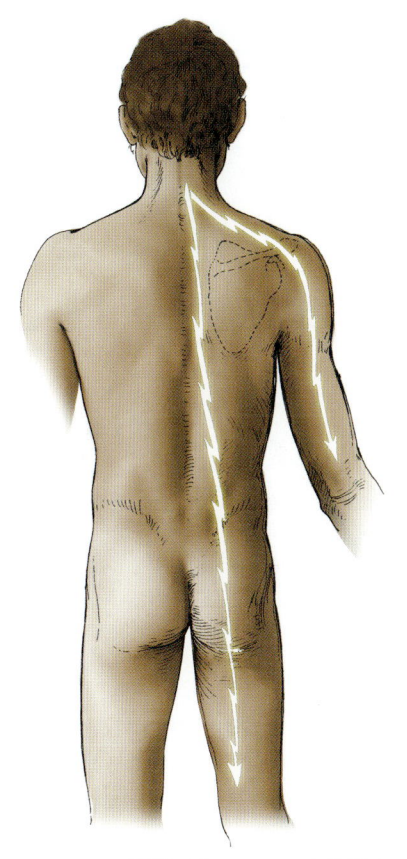

図 1-42　頚椎正中ヘルニアの放散痛

　椎間板がやや突出しているだけでヘルニアをまだおこしていないようなときには（protruded disc），背部中央，肩甲骨の上内角部に疼痛が放散することがある（図1-43）．側方脱出の場合は肩甲骨の椎骨縁（通常はその上内角）に沿って疼痛が走り，上肢に放散するが，神経学的所見は通常認められない．

　診察時，時に障害部位と神経学的所見とが一致しないことがある．通常腕神経叢はC5-T1 から構成されているが，時に腕神経叢が C4 根を含む高位構成（pre-fixed），または T2 根を含む低位構成（post-fixed）になっていることもある．それらの場合には，筋の髄節支配に破格を生じ，それが上肢の神経支配と神経学的所見とが一致しない原因となる．なお，このような神経学的所見のくい違いが腕神経叢や末梢神経の損傷に起因することも十分考えておく必要がある．

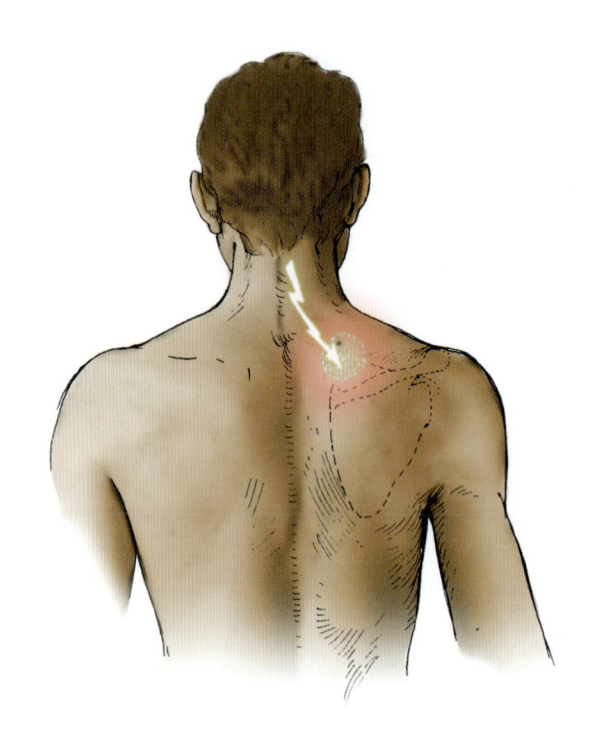

図 1-43　頚椎椎間板側方突出（ヘルニアにいたらない程度のもの）の場合の放散痛

頚椎椎間板ヘルニアの高位診断のための特殊検査

　椎間板ヘルニアによる障害神経の高位を正確に診断するためには，本章ですでに述べた神経学的診察法を用いる（図 1-44〜48）．

神経根レベル

C5

椎間板レベル
C4, C5

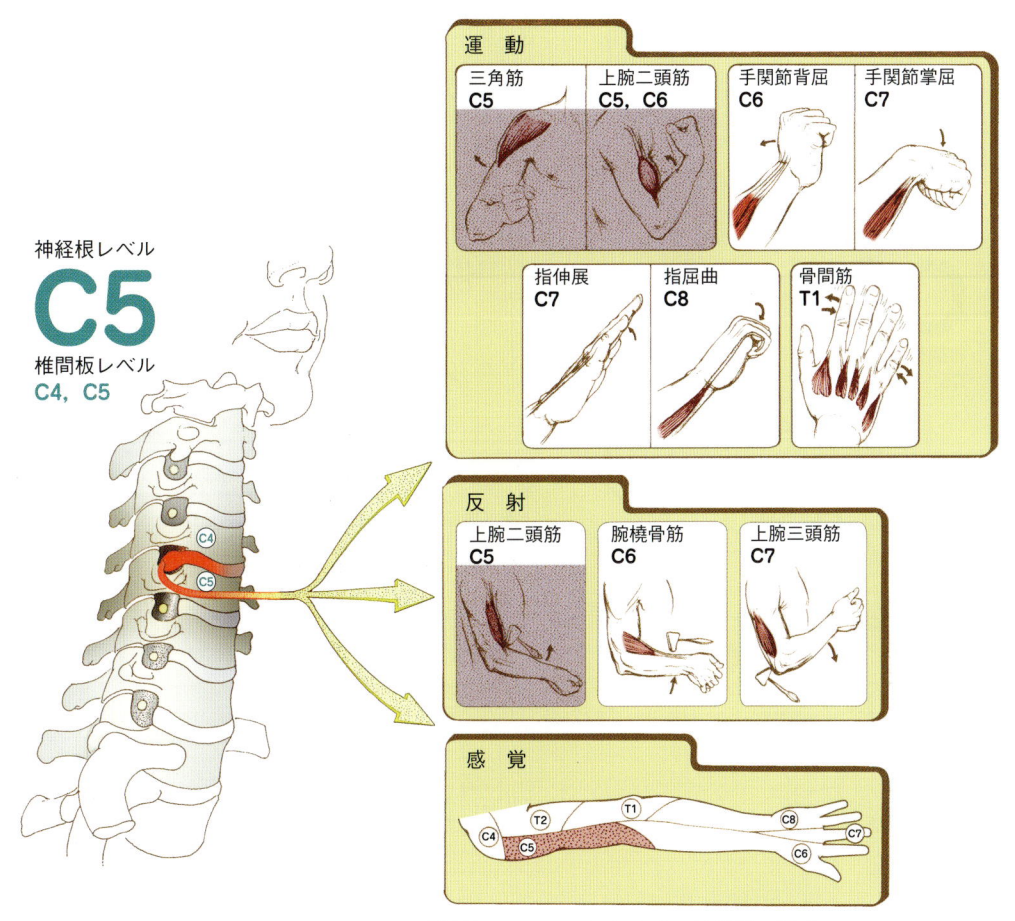

図 1-44　C4-C5 間の椎間板ヘルニアによる C5 神経根の障害

神経根レベル
C6
椎間板レベル
C5, C6

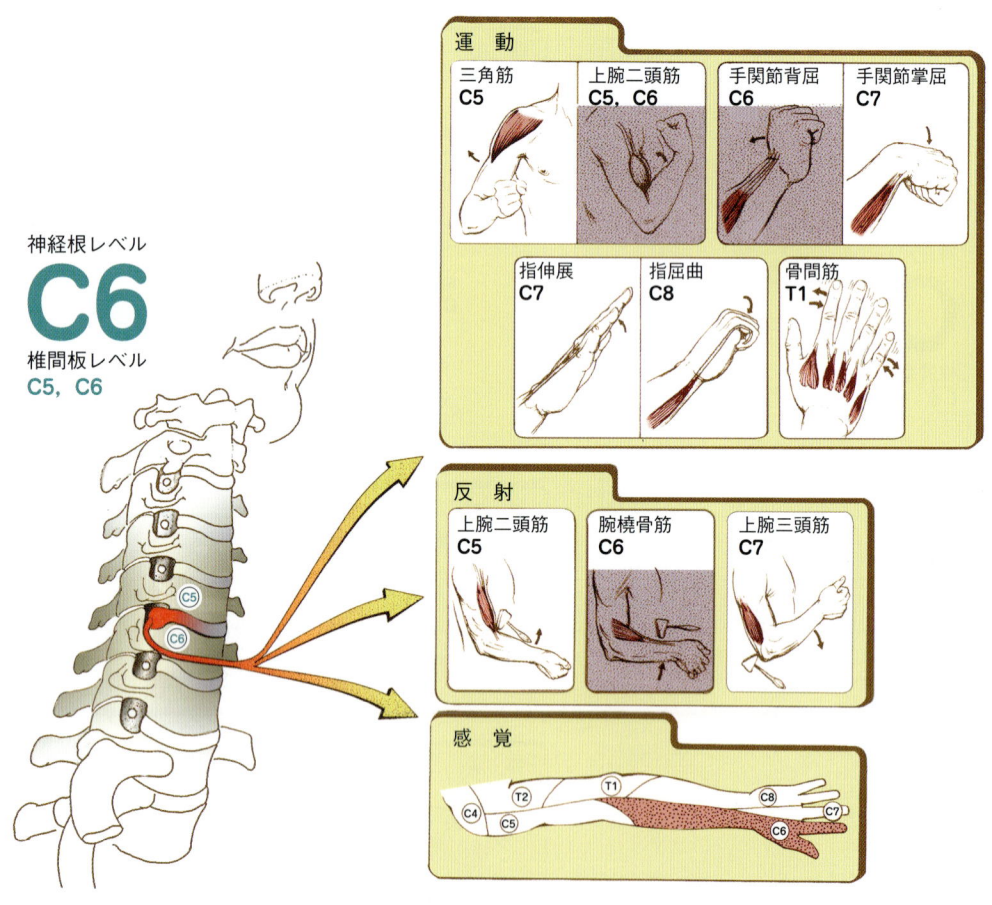

図 1-45　C5-C6 間の椎間板ヘルニアによる C6 神経根の障害

頚椎ではこの部位のヘルニアがもっとも多い.

神経根レベル

C7

椎間板レベル
C6，C7

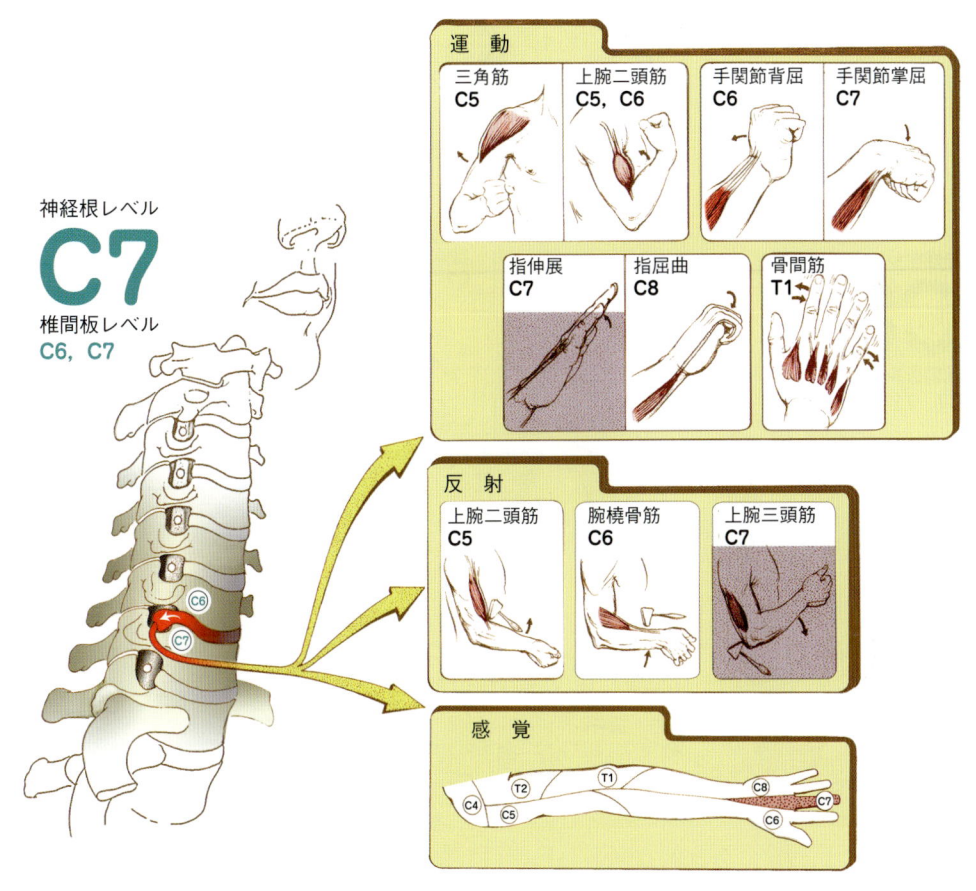

図 1-46　C6-C7 間の椎間板ヘルニアによる C7 神経根の障害

神経根レベル
C8
椎間板レベル
C7，T1

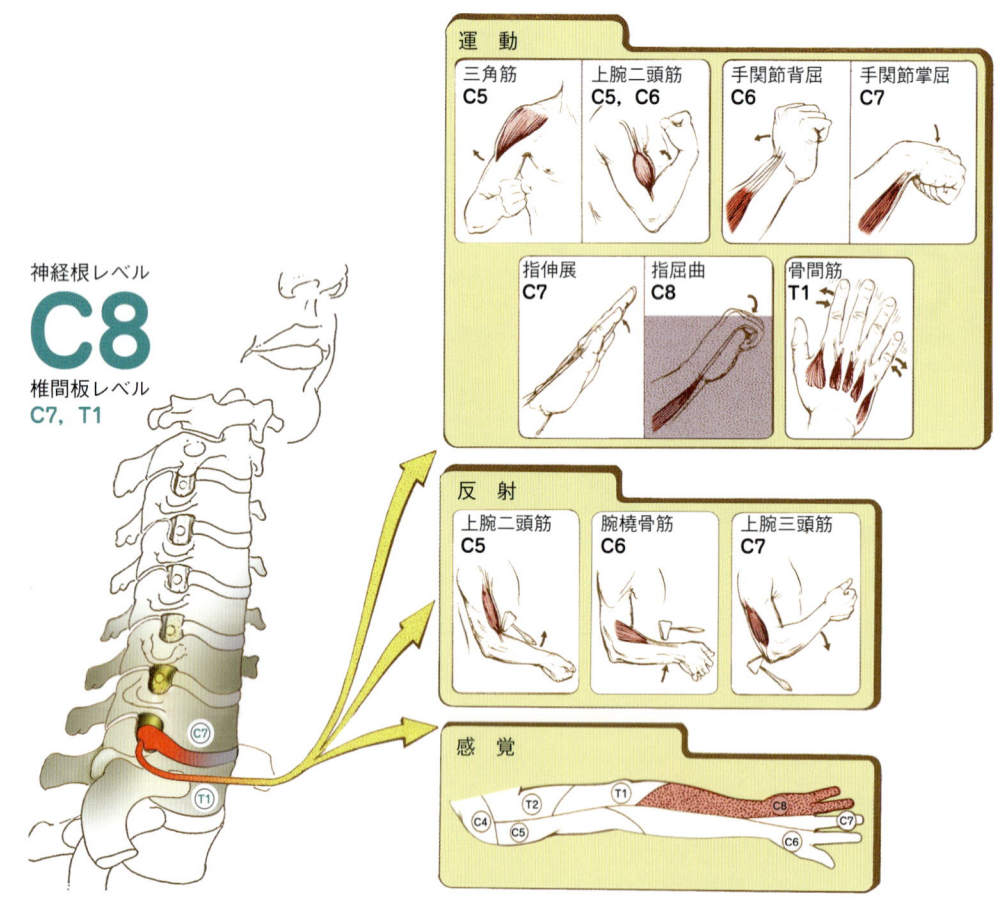

運　動

| 三角筋 C5 | 上腕二頭筋 C5，C6 | 手関節背屈 C6 | 手関節掌屈 C7 |

| 指伸展 C7 | 指屈曲 C8 | 骨間筋 T1 |

反　射

| 上腕二頭筋 C5 | 腕橈骨筋 C6 | 上腕三頭筋 C7 |

感　覚

図 1-47　C7-T1 間の椎間板ヘルニアによる C8 神経根の障害

神経根レベル

T1

椎間板レベル
T1, T2

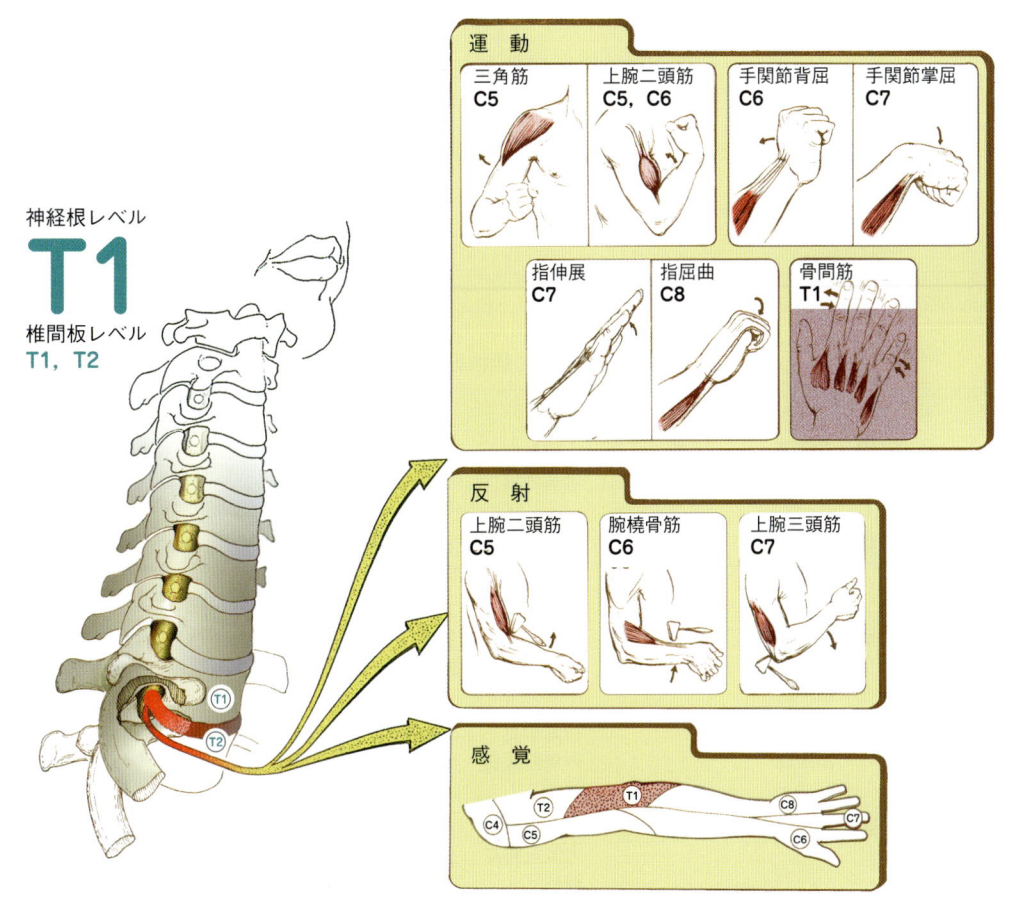

図 1-48　T1–T2 間の椎間板ヘルニアによる T1 神経根の障害

この部位のヘルニアはまれである.

　表 1-2 は高位診断法を要約したものであり，この表は頚椎疾患の神経学的高位診断，ことに椎間板ヘルニアの診断に関して臨床上役立つものである．椎間板ヘルニアの部位診断に関するその他の検査法について以下に述べる．

　1. 磁気共鳴撮像法（MRI）：脊髄，神経根，馬尾神経などに対し障害レベルで椎間板が突出している異常像がみられる（図 1-49）．

　2. 脊髄造影：脊柱管内に造影剤を注入して行う検査法で，その後，コンピューター断層撮影（CT）を行って脊髄，神経根などの病変の有無を探索する検査法である．本法は，通常，脊椎手術の既応がある，または MRI が行えない患者に施行する．

表 1-2　頚椎症ならびに頚椎椎間板ヘルニアの診断

根	椎間板	筋	反　射	感　覚	筋電図	MRI	鉤突起
C5	C4-C5 間	三角筋 上腕二頭筋	上腕二頭筋腱反射	上腕外側腋窩神経	三角筋・上腕二頭筋の fibrillation または positive sharp wave[*2]	C4-C5 間で脊髄への突出像	C5
C6[*1]	C5-C6 間	上腕二頭筋 手根伸筋	腕橈骨筋腱反射	前腕外側筋皮神経	上腕二頭筋の fibrillation または positive sharp wave[*3]	C5-C6 間で脊髄への突出像	C6
C7	C6-C7 間	上腕三頭筋 手根屈筋 指伸筋	上腕三頭筋腱反射	中指	上腕三頭筋の fibrillation または positive sharp wave[*4]	C6-C7 間で脊髄への突出像	C7
C8	C7-T1 間	手内在筋 指屈筋		前腕中央内側前腕皮神経	手内在筋の fibrillation または positive sharp wave[*5]	C7-T1 間で脊髄への突出像	
T1	T1-T2 間	手内在筋		上腕内側内側上腕皮神経	手筋の fibrillation または positive sharp wave		

[*1] ヘルニアの最多発部位．
[*2] そのほかに菱形筋，棘上筋，棘下筋．
[*3] そのほかに長・短橈側手根伸筋．
[*4] そのほかに橈側手根屈筋，総指伸筋．
[*5] そのほかに指屈筋．

　3.　筋電図検査（EMG）：筋電図は筋活動電位を正確に測定する検査法である．神経が損傷され，2 週間を経ると，安静時に麻痺筋に異常自発電位〔線維自発電位（fibrillation potential）および陽性鋭波（positive sharp wave）〕が出現する．これら異常波の出現は椎間板ヘルニア，神経根引き抜き損傷，脊髄損傷などにより筋に脱神経がおきたことの証拠である（当然，腕神経叢損傷，末梢神経損傷の場合にも出現する）．検査を完全なものにするためには各々の神経根レベルを代表する筋の筋電図検査を行うことが重要である（表 1-2）．

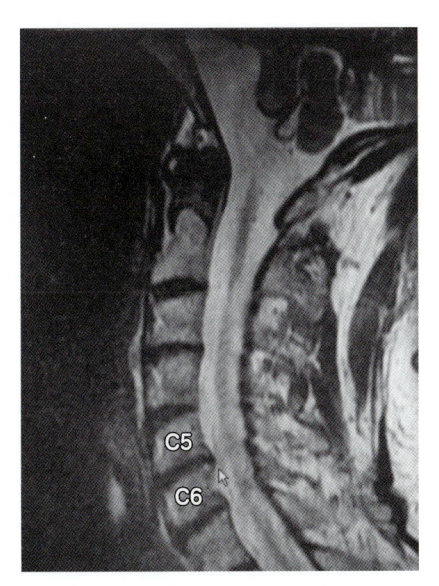

図 1-49　MRI：C5-C6 間の椎間板ヘルニア

頚椎椎間板ヘルニアの一般的検査法

　　バルサルバ（Valsalva）テストは頚椎に椎間板ヘルニアがあるかどうかだけを示す一般検査の 1 つである．この検査法では正確な高位，部位診断はできないので，それには各神経レベルに応じての検査が必要である．

　　バルサルバテスト：本検査法は硬膜内の内圧を上昇せしめる検査である．頚椎脊柱管腔内に占拠性病変，たとえば椎間板ヘルニア，腫瘍などがある場合，内圧上昇検査を行うと患者は疼痛増強を訴える．疼痛は病変部の神経学的高位に一致した上肢の神経支配域に放散する．バルサルバテストを行うには患者に息をつめさせ，腹圧を加え怒責させる．そのとき，頚部か上肢に放散する疼痛が生ずるかどうかを問診する（図 1-50）．バルサルバテストは患者の適切な応答を必要とする主観的な検査法であるので，もし患者が応答不能あるいは応答する意志のない場合，この検査法の価値はあまりない．

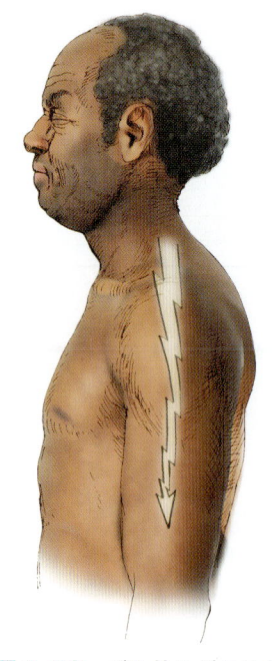

図 1-50　バルサルバテスト

息こらえによる放散痛誘発.

2．頚椎捻挫と頚椎椎間板ヘルニアの違い

　　頚椎の急激な伸展・屈曲を伴う鞭打ち損傷，あるいは急激な捻転をひきおこすような自動車事故のあとではしばしば頚部痛が発生する（図 1-51）．外傷の結果，神経根が伸展，あるいは変形性頚椎症の骨棘で圧迫されたり，椎間板が脱出したりすることもある．神経障害を伴う患者では，上肢のしびれや筋力低下とともに，種々の程度に肩甲骨内縁や上肢への放散痛を伴った頚部痛を訴える．しかし，このような自動車事故でも，単に頚椎の後面あるいは前面の頚部筋群の伸展だけにとどまるようなこともあり，その場合にも肩関節，肩甲骨内縁に放散痛を伴う同様の頚部痛を生ずることがある．

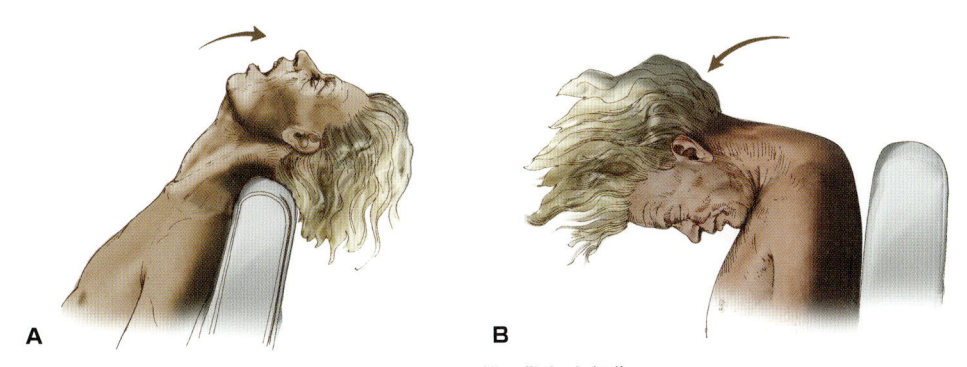

A　　　　　　　　　　　　　　　　　　**B**

図 1-51　頚椎の鞭打ち損傷

　　神経損傷を伴わない軟部組織のみの損傷か神経損傷を伴うものかの鑑別は，上肢の神経支配に応じての，その障害特徴を総合判断すれば容易である．最初，障害がはっきりしていなくても，のちに症状が明瞭になってくることがあるので，診察するたびに必ず神経学的検査を毎回繰り返して行う必要がある．また，その逆も実際にありうることに注意しなければならない．すなわち，神経障害の治療のために入院した患者の中には，障害部位の筋力，反射，感覚が回復していることもある．

　　神経学的にも MRI 検査でもはっきりした病変を示す所見がないにもかかわらず，頚部の疼痛を 6ヵ月から 1年も訴え続ける患者は多い．そのようなときでも，頚椎椎間板や脊髄神経前枝の障害ではなく，軟部組織の永続的な障害である可能性を考え，たとえ患者が言い張っても，医師は確信をもって保存的療法（手術的療法ではなく）を続けるべきである．

3．鉤状突起と変形性頚椎症

　　鉤状突起は頚椎椎体の上外縁に隆起する左右 2 つの骨堤である．椎体を安定させる
働きがあり，椎間孔形成に関与している（図 1-52）．

　　鉤状突起の肥大，すなわち変形性頚椎症は椎間孔をせばめ，そこを通過する神経根
を直接圧迫したり，神経根の移動性を制約したりする（図 1-53）．

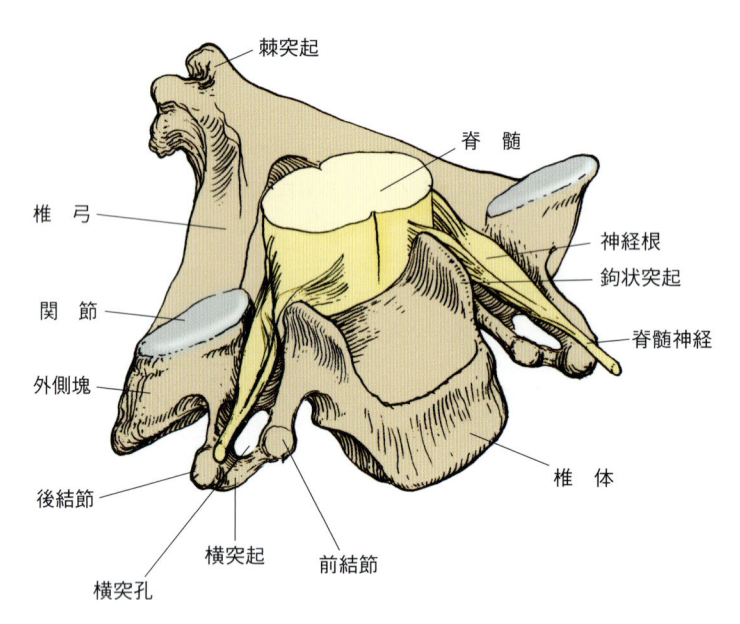

図 1-52　頚椎の解剖

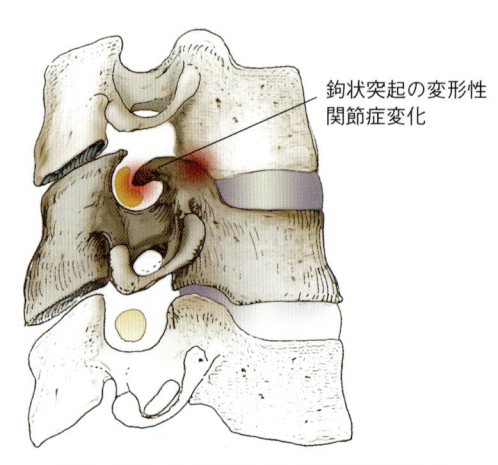

図 1-53　鉤状突起の変形性関節症変化

　正常椎間孔および鉤状突起が椎間孔を狭窄している状態は斜位 X 線検査でよく観察できる（図 1-54）．神経根は脊髄および椎体から 45°の角度で前方へ走行しているが，これは椎間孔と椎体のなす角度にあたる．

　鉤状突起の骨棘形成だけでは，症状を呈しない限り，臨床的重要性はほとんどない．しかし，椎間孔狭窄のある患者が自動車事故をこうむると，頭頚部の過伸展，過屈曲によりその部位を走行している神経根に過緊張が加わり，さらに神経根に浮腫が発生したりすると，臨床的に問題を生じることがある．狭窄をおこしている椎間孔は X 線像上しばしば "8" の字型にみえ，そのような形態は神経が外傷を受けたあと腫脹に対する余裕がなく，その結果疼痛をきたしやすい．当然，障害神経支配域に疼痛および神経症状が出現する．たとえば，C6 神経根の障害は前腕外側の感覚鈍麻，手関節背屈筋の筋力低下，腕橈骨筋腱反射の消失をもたらす（図 1-45）．しかし症状が肩甲骨の内縁，上内角への放散痛だけのこともありうる．

　頚椎椎間の運動が大きい個所ほど障害の発生も高率になる．したがって，変形性頚椎症の結果としておこる鉤状突起の肥大の発生頻度は C5-C6 椎体高位がもっとも高い．

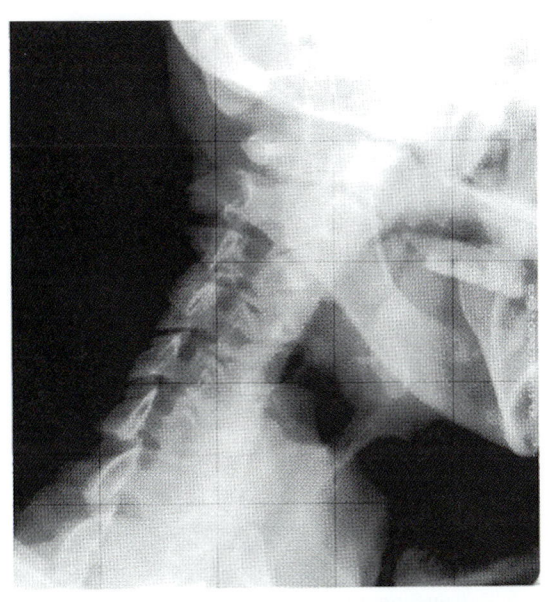

図 1-54　C3-C4 間鉤状突起の変形性関節症による椎間孔の狭窄

スパーリング（Spurling）テスト（頚椎圧迫荷重テスト）

　本テストは，頚椎を長軸方向に圧迫を加えたときに疼痛が増強するかどうかをみるものである．椎間孔狭窄，椎間関節への圧迫または筋攣縮によって生じる疼痛は圧迫荷重により増強することがある．また，頚椎圧迫荷重テストは頚部から上肢へ放散する疼痛を正確に再現することができる．それゆえ，この検査は病変のある神経高位を推定するのに役立つ．

　頚椎圧迫荷重テストの方法は，患者の頭部を患側に回旋し，軽度伸展する．患者を座らせるか，横にならせて頭頂部を圧迫する．そのさい，頚部痛が増強するかどうか，上肢に放散痛がおこるかどうかを検査する．この疼痛の範囲を正確に調べ，それが上肢の痛みの部位の皮膚節に一致するかどうかをみる（図 1-55）．

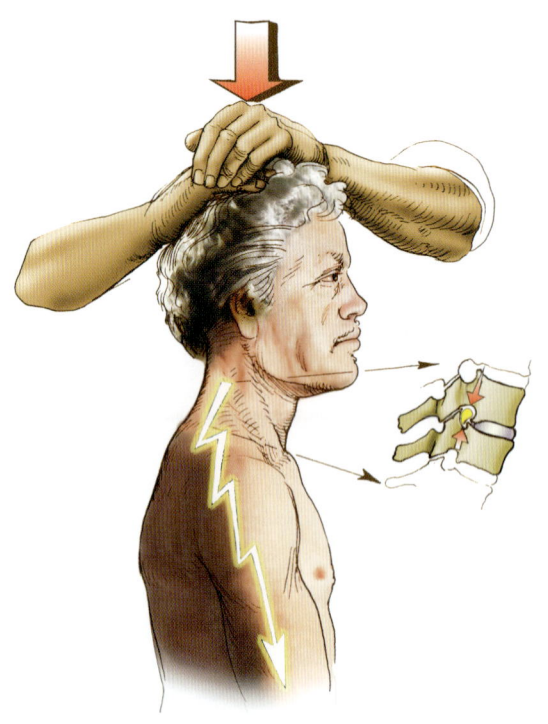

図 1-55　頚椎圧迫荷重テスト

(Hoppenfeld, S. : Physical Examination of the Spine and Extremities, Appleton-Century-Crofts.)

4．神経根引き抜き損傷

　　オートバイ事故によりしばしば脊髄神経根の引き抜き損傷がおこりうる．運転者が
オートバイから放り出され，肩が大地に撃突したときに，頭，頚部は側屈を強制され，
肩甲帯は強く引き下げられる．その結果，頚神経根に伸展が加わり，ついには引き抜
き損傷が発生する（図 1-56）．C5 および C6 神経根がもっとも損傷されやすい．

　　C5 神経根の引き抜き損傷であれば，C5 筋節の完全な運動麻痺，皮膚節に一致した
感覚障害がおこる．すなわち，三角筋は麻痺し，上腕の上外側部の感覚は減弱または
脱失する．また上腕二頭筋腱反射（C5-C6）も減弱または消失する．MRI では C4-C5
椎体間にある C5 神経根起始部が引き抜けている．このような引き抜き損傷は外科的
修復は不可能であり，障害は永久に存続し，麻痺回復は期待しえない．

　　C5，C6 神経根に引き抜き損傷の発生率がもっとも高いが，C8 および T1 にも同様
に発症することがある*．オートバイ運転中に転倒し，肩を過外転して大地に衝突す
ると，通常は C5，C6 神経根は無傷で，下位神経根が損傷され，引き抜き損傷がおこ
る．

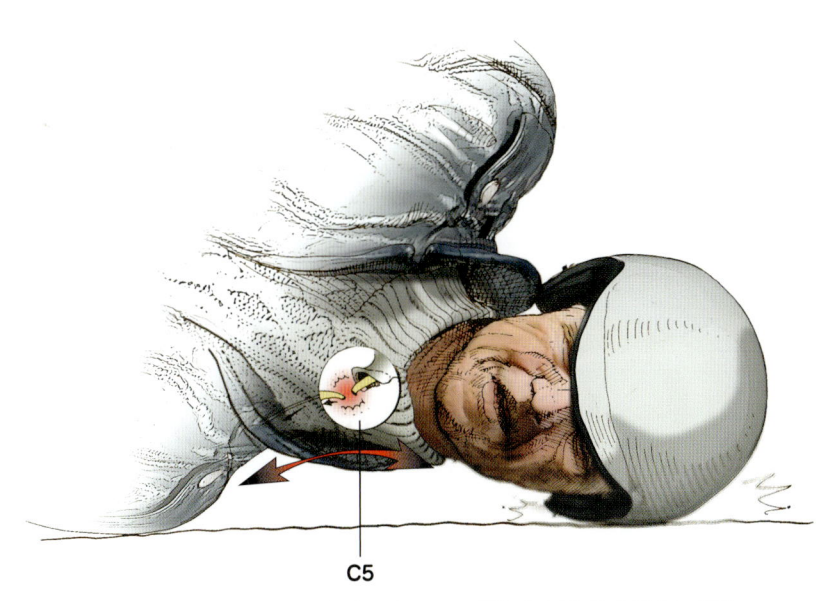

C5

図 1-56　オートバイ事故による C5 神経根引き抜き損傷の発生

---

*訳者註：腕神経叢を構成する全神経根の引き抜き損傷もまれではない．

第2章　体幹と下肢の神経根障害の診断

　椎間板ヘルニア，腫瘍，神経根引き抜き損傷のごとき脊髄や馬尾神経を障害する疾患ではしばしば下肢に症状が現れる．下肢の筋力，反射および感覚領野とその神経学的レベル（脊髄レベル）との間の臨床的関係を理解することは，より正確かつ容易に脊髄障害をみつけ，その損傷部位を決定するのに役立つ．

　脊椎と下肢との間の関係を明らかにするためには，腰椎レベルの神経学的検査を必要とするが，その検査は各神経節の神経学的特徴，皮膚節と筋節とを調べることより成る．したがって，下部脊髄の神経学的高位診断にあたっては，その髄節からもっとも確実に支配を受けている筋，反射，感覚領野について検査する．

A．個々の神経根の検査法（T2-S4）

1．T2-T12 根障害の神経学的特徴

a）筋力検査

肋間筋

肋間筋は髄節支配を受けているが，筋力を個別に調べることは困難である*.

腹直筋

腹直筋は T5-T12（L1）の脊髄神経前枝により髄節支配を受けている．T10 と T11 とを分ける点が臍にあたる.

ビーバー（Beevor）徴候（図 2-1）により腹直筋の髄節支配が正常であるか否かを調べる．頭の後ろで手を組み，少し起きあがるように患者に命じ，そのさいの臍の動きを観察する．正常では臍はまったく動かない．しかし，臍が上下，左右どちらかに変位する場合は，前方腹筋が非対称性に障害されている可能性を疑うべきである．T10 と T12 間で脊髄または神経根が障害されると下部腹筋の筋力が減弱するので，少し起きあがらせると，ビーバー徴候（臍が上方に移動する）が陽性となる.

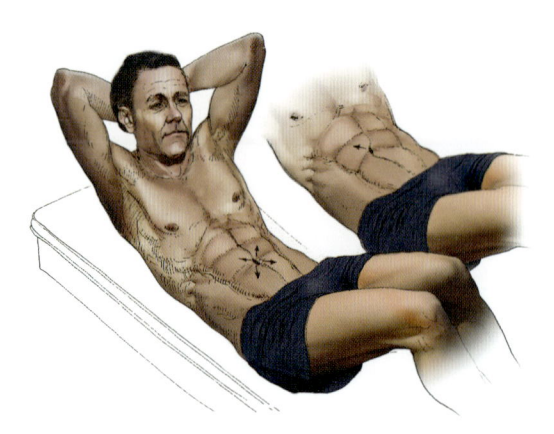

図 2-1　ビーバー徴候

---

*訳者註：検者の両手で胸部をとりまくように圧迫しながら深呼吸をさせ，胸郭のふくらむ力を調べると，ある程度は推定できる.

b）感覚検査

　　各神経根の感覚領野を図 4-1 に示す．それぞれの感覚領野は，T4 は乳頭線，T7 は剣状突起，T10 は臍，T 12 は鼠径部である．感覚領野は相互にかなりかさなりあっているので，1 本の神経根のみが損傷された場合には感覚脱失はみられない．しかし，多くの場合，感覚鈍麻が認められる．

2．T12-L3 根障害の神経学的特徴

a）筋力検査

　　各神経根に対する個有の筋力検査法はない．通常検査する筋は腸腰筋（T12-L3），大腿四頭筋（L2-L4）と股関節の内転筋群（L2-L4）とである．

腸腰筋[*]

　　（T12），L1-L3（大腿神経，腰神経叢の枝）支配（図 2-2）．腸腰筋は股関節の主屈筋である．これを検査するには，患者を診察台の端に下腿を下垂させて座らせる．検者の片方の手を腸骨稜の上において骨盤を固定し，大腿を台から持ち上げるように命ずる．このさい検者の他方の手を大腿遠位部において，検者の抵抗に抗して大腿をさらに挙上（屈曲）するよう命ずる（図 2-3）．患者の打ち勝てる最大抵抗力を調べる．次に反対側の腸腰筋を検査し，筋力を比較する．腸腰筋は数髄節の支配を受けているので，対側よりもごくわずかに弱くても，それは神経障害があることを示している．

　　神経障害の可能性以外に，腸腰筋筋力は筋内膿瘍のため減弱することがある．この場合は筋力検査中，痛みを訴える．腸腰筋は膝または股関節の手術後弱くなることもある．

---

[*]訳者註：腸骨筋と大腰筋とを合わせて腸腰筋という．

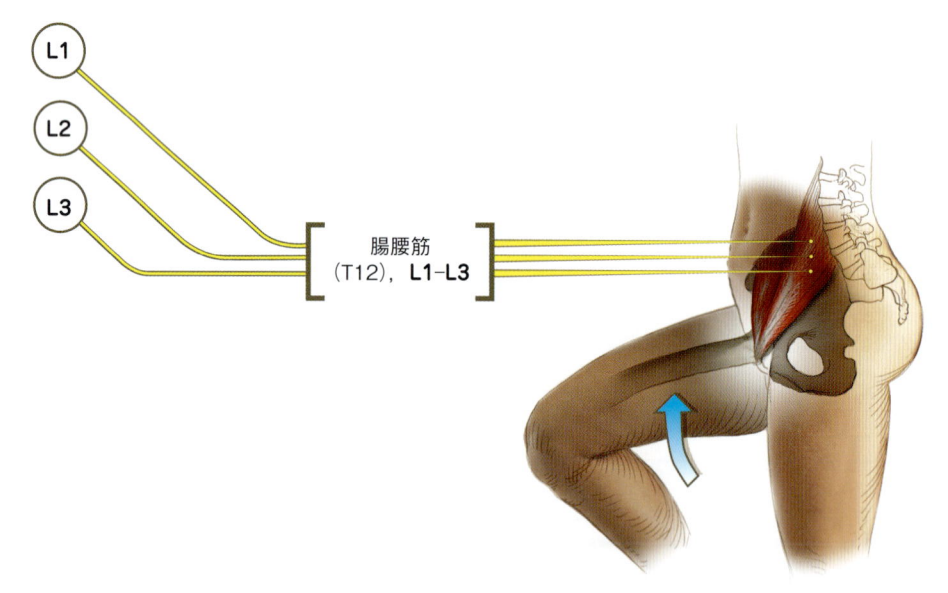

図 2-2A　股関節屈曲―(T12)，L1-L3 支配

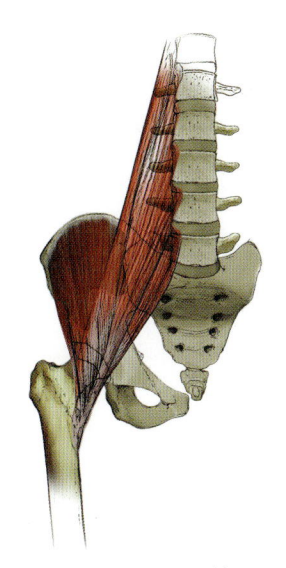

図 2-2B　腸腰筋

起始：全腰椎の椎体前面と横突起，およびこれに相当する椎間板．腸骨窩の上 2/3.
停止：大腿骨小転子.

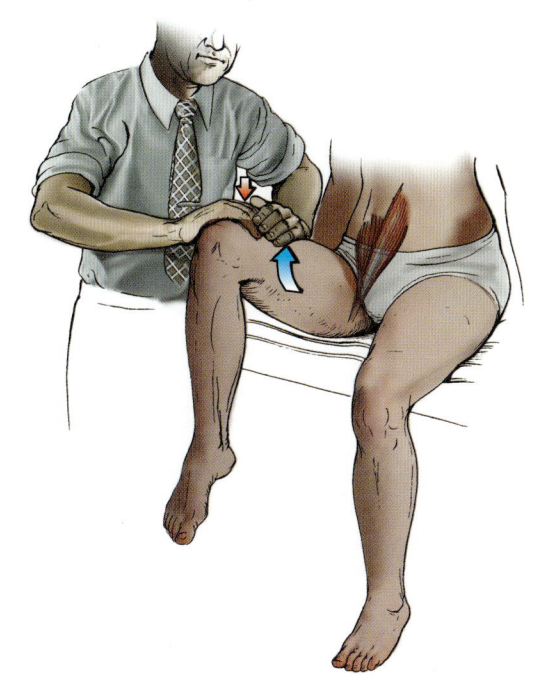

図 2-3　腸腰筋の筋力検査法

大腿四頭筋

　　L2-L4（大腿神経）支配（図 2-4）．大腿四頭筋筋力を検査するには患者にしゃが
んだ位置から立ちあがるように命ずる．そのさい，膝関節を両側とも完全伸展して
まっすぐに立ちあがれるか，片方の下肢だけを主に使っていないかどうかを注意深く
観察する．正常ではこの曲げた位置から円滑に膝関節を伸展できる．

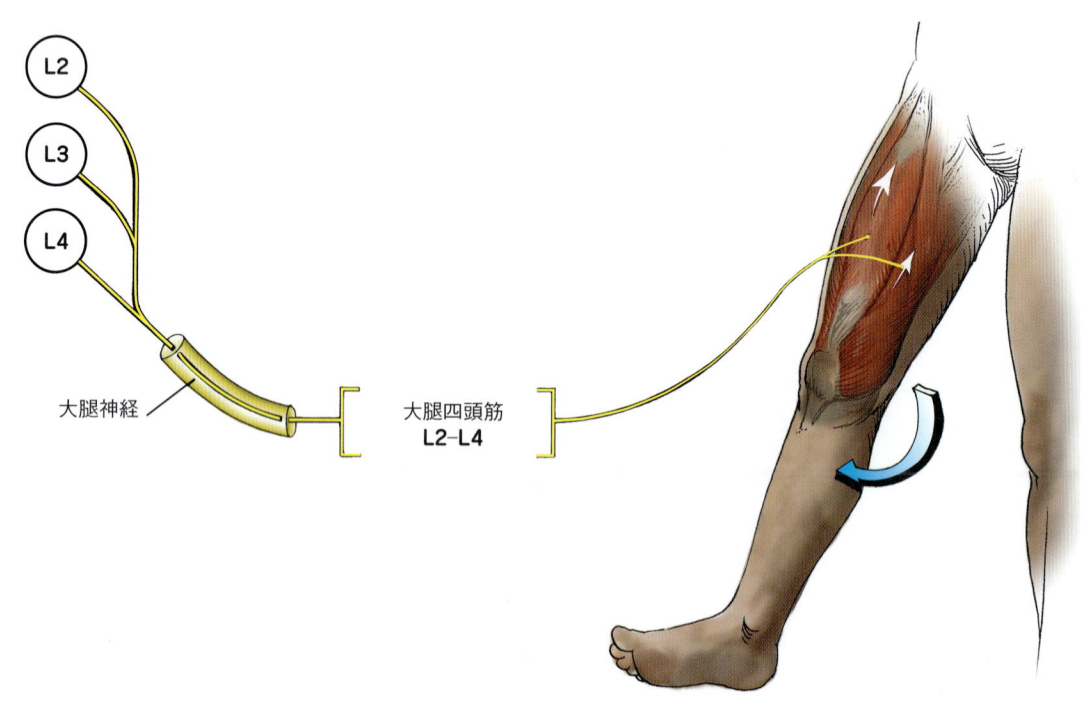

図 2-4A　膝関節伸展—L2-L4 支配

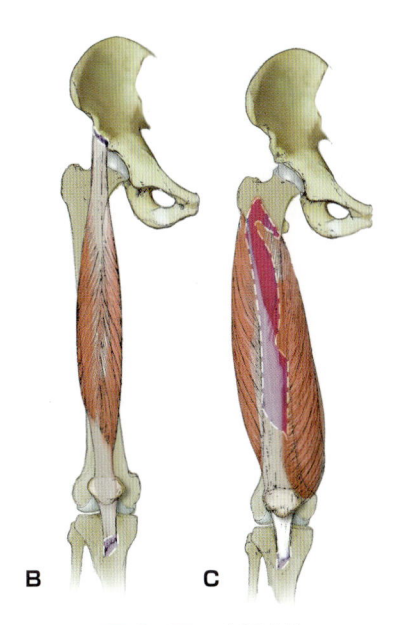

B　　　　　C

図 2-4B　大腿直筋

起始：大腿直筋は 2 つの起始頭をもつ 2 関節筋である.
　　　直頭：下前腸骨棘.
　　　反転頭：寛骨臼縁直上の溝.
停止：膝蓋骨上縁と膝蓋腱を介して脛骨結節.

図 2-4C　中間広筋

起始：大腿骨骨幹の上 2/3 の前外側面.
停止：大腿直筋腱とともに膝蓋骨上縁，ついで膝蓋腱を
　　　介して脛骨結節.

外側広筋

起始：股関節包，大腿骨転子間線，大腿骨殿筋粗面およ
　　　び大腿骨粗線.
停止：膝蓋骨上外側縁と膝蓋腱を介して脛骨結節.

内側広筋

起始：大腿骨転子間線の下半分，大腿骨粗線，内側顆上
　　　線，内側筋間中隔，大内転筋腱.
停止：膝蓋骨内縁と膝蓋腱を介して脛骨結節.

　時に伸展の最終 10° までは膝関節を円滑に伸展できるが，完全伸展に時間がかかり，大変努力を要する場合がある．この最終 10° 伸展のつまずきを自動伸展不全（extension lag）と呼ぶ．これは，最終 10～15° 膝関節伸展のためにはそれまでの動作より少なくとも 50% 以上強い筋力を要するためである（Jacqueline Perry による）．自動伸展不全は大腿四頭筋筋力低下のさいにしばしばみられる．時には最大限努力しても最終 10° 伸展が不可能なことがある（図 2-5）．

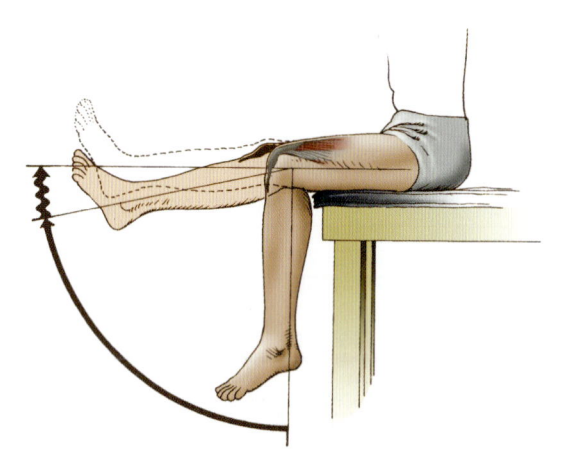

図 2-5　自動伸展不全（extension lag）

（Hoppenfeld, S. : Physical Examination of the Spine and Extremities, Appleton-Century-Crofts.）

　大腿四頭筋の徒手筋力検査では，大腿遠位膝直上に検者の片手をおいて大腿を固定し，足関節の近位に抵抗を加えて膝関節を伸展するよう命ずる．大腿を固定している手で大腿四頭筋の収縮を触知する（図 2-6）*．大腿四頭筋筋力低下は膝関節手術後の反射性筋力低下，あるいは筋自体の断裂によることもあることに注意を要する．

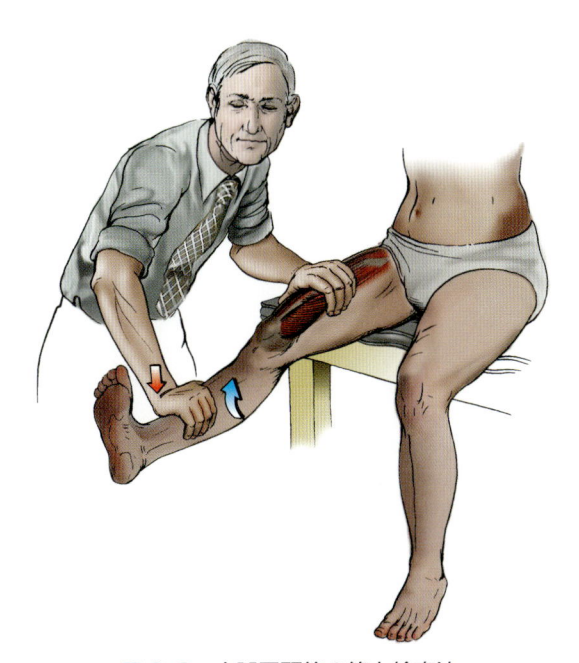

図 2-6　大腿四頭筋の筋力検査法

---

*訳者註：大腿四頭筋は強大な筋であるので上肢の抵抗に抗して伸展できても正常とはいえない．したがって，片足起立した状態で膝関節伸展が可能な場合を正常とする．

股関節内転筋群

L2-L4（閉鎖神経）支配（図 2-7）．股関節内転筋群は，大腿四頭筋と同様，一群として調べる．背臥位または側臥位に寝かせ，まず下肢を外転するよう命ずる．

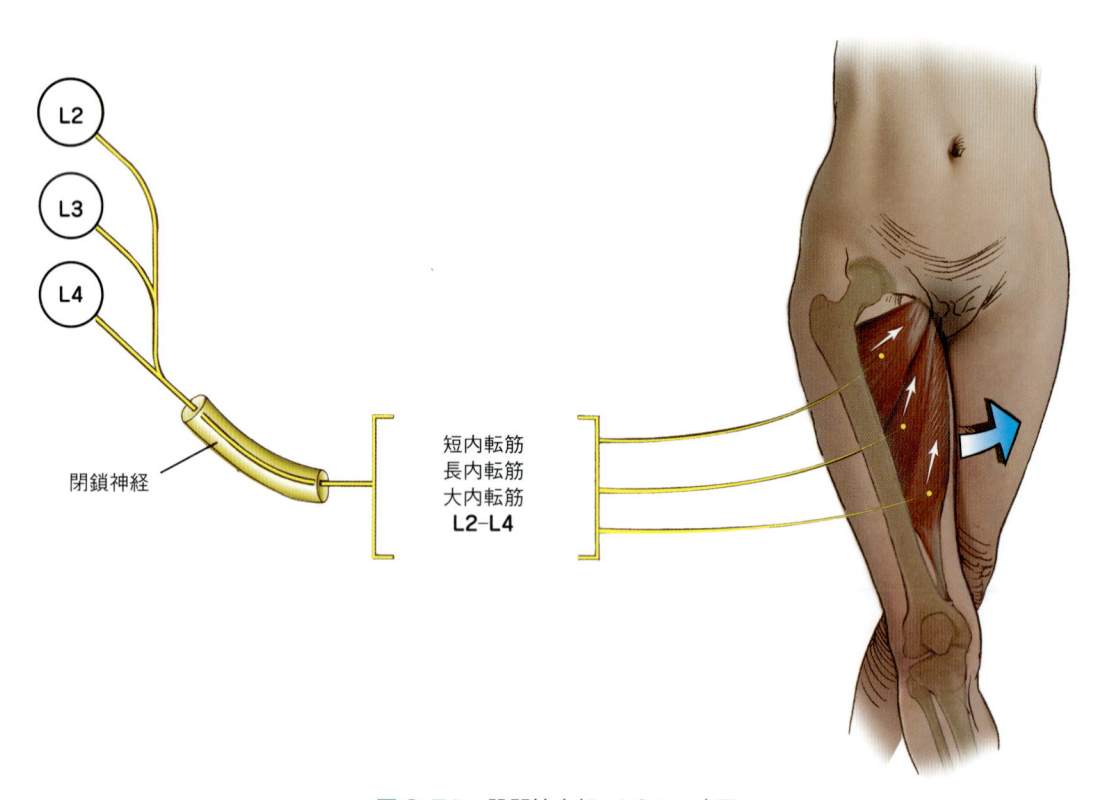

図 2-7A　股関節内転—L2-L4 支配

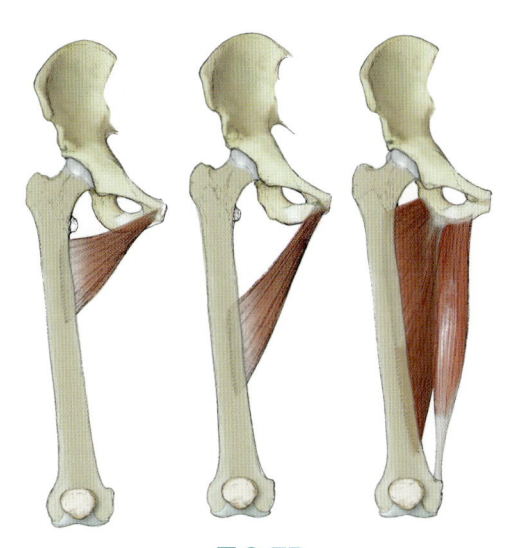

図 2-7B

短内転筋（左）

起始：恥骨下枝の外面.
停止：小転子から大腿骨粗線にいたる線と大腿骨粗
　　　線の上部.

長内転筋（中央）

起始：恥骨稜が恥骨結合と交わる角状部の前面.
停止：大腿骨粗線と内側唇の中央半分.

大内転筋（右）

起始：坐骨結節，坐骨と恥骨の下枝.
停止：大転子から大腿骨粗線にいたる線，大腿骨粗
　　　線全長，内側顆上線，大腿骨の内転筋結節.

ついで両膝の間に検者の手をおいて検者の抵抗に抗して下肢を内転させるよう命ずる（図 2-8）. 抵抗に打ち勝てる最大筋力を調べる.

b）反射の検査

膝蓋腱反射は L2-L4 により神経支配されているが, 主たるものは L4 であるので, この反射は L4 を調べることになる.

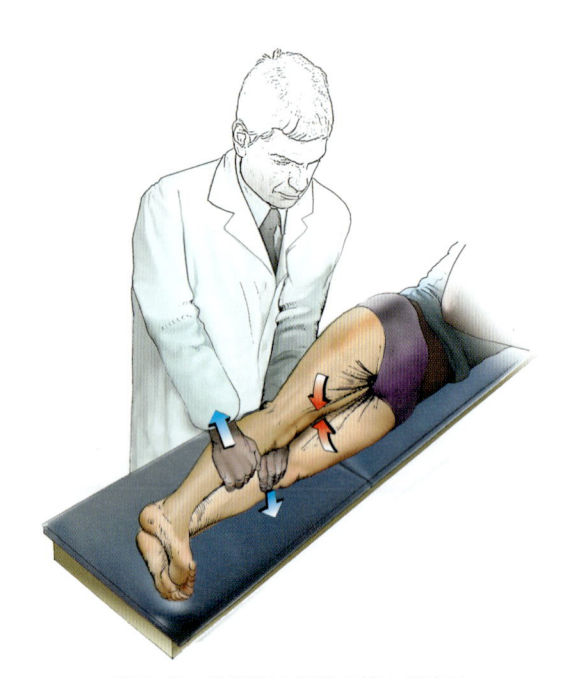

図 2-8　股関節内転筋の筋力検査法

c）感覚検査

　L1-L3 からの神経は鼡径靱帯から膝までの大腿前面全体の感覚を支配している．L1 の皮膚節は鼡径靱帯直下の大腿上前面斜め帯状の部分，L3 の皮膚節は膝蓋骨直上の大腿前面斜め帯状の部分，L2 皮膚節は両者の間で大腿中央前面である（図 2-9）．

　T12-L3 の神経学的レベルを見分けるには筋力検査よりも感覚検査のほうがより正確である．その理由は，各髄節は固有支配の筋をもっていないが，固有の帯状の皮膚節をもっているからである．また，各髄節に固有の反射をもたないため，これら髄節の正確な神経学的レベルを診断することはさらに困難となる．L4，L5，S1 はそれぞれ固有支配の筋，皮膚節と反射を有するので，診断はより容易である．

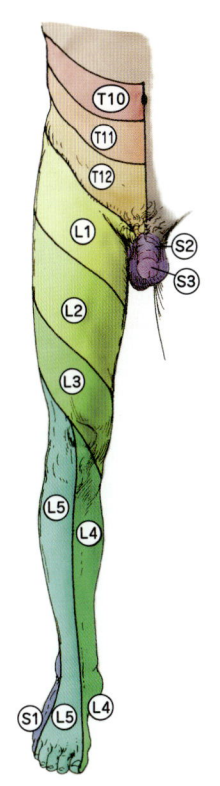

図 2-9　下肢の皮膚節

3．L4 根障害の神経学的特徴

a）筋力検査

前脛骨筋

　　L4（深腓骨神経）支配．前脛骨筋は，L5 神経支配も受けているが，主に L4 により支配されている（図 2-10，11）．前脛骨筋の筋力検査をする場合は足内反位で踵歩行させる．前脛骨筋腱は足関節の前内側を走行しているので，この部で腱のレリーフがみえ，停止部に近づくにつれこのレリーフは顕著となる．前脛骨筋に筋力低下がある場合は，この足関節背屈内反試験が行えなくなる．また "下垂足（drop foot）" や鶏歩行（steppage gait）を呈することがある．

　前脛骨筋の徒手筋力検査を行う場合は，患者を診察台の端に座らせ，下腿を固定して，足関節を最大背屈，内反させておいて，足背に検者の母指をおく．次に第 1 中足骨の骨頭と骨幹部をおさえて検者の力で患者の足を底屈，外反させようとし，患者にはこれに対抗して背屈内反を続けさせる．この間，前脛骨筋の筋収縮をよく触知しておく（図 2-12）．

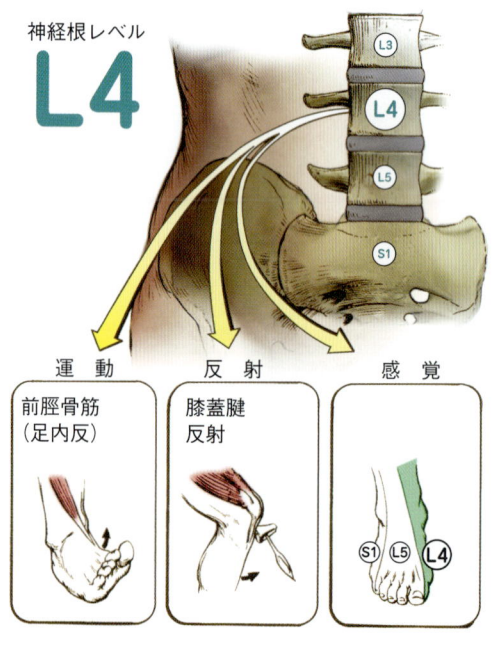

図 2-10　L4 の神経学的特徴

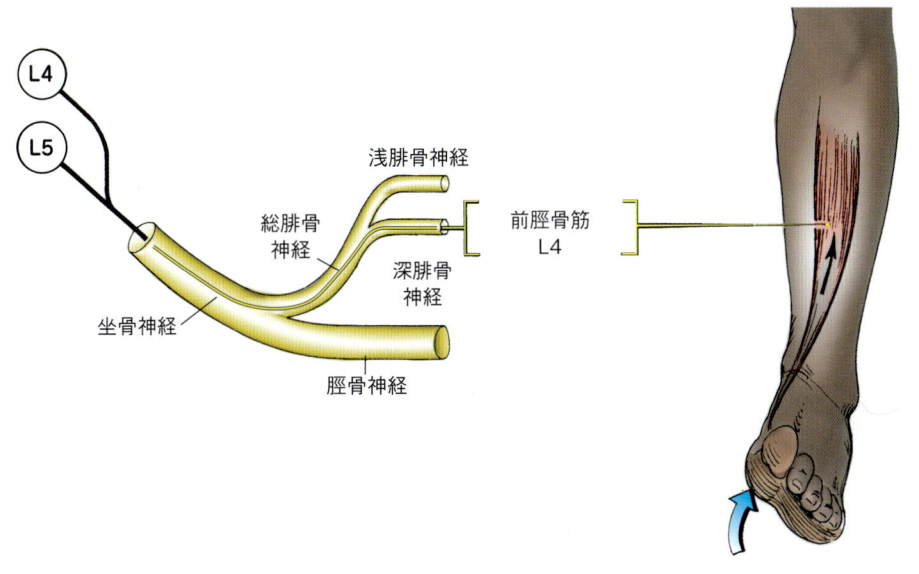

図 2-11A　足内反―L4, L5 支配

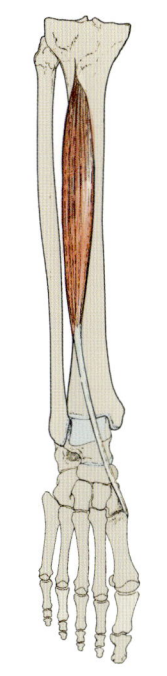

図 2-11B　前脛骨筋

起始：脛骨外顆，脛骨前外側面の上 2/3,
　　　骨間膜.
停止：内側楔状骨の内方底側面と第 1 中足
　　　骨基部.

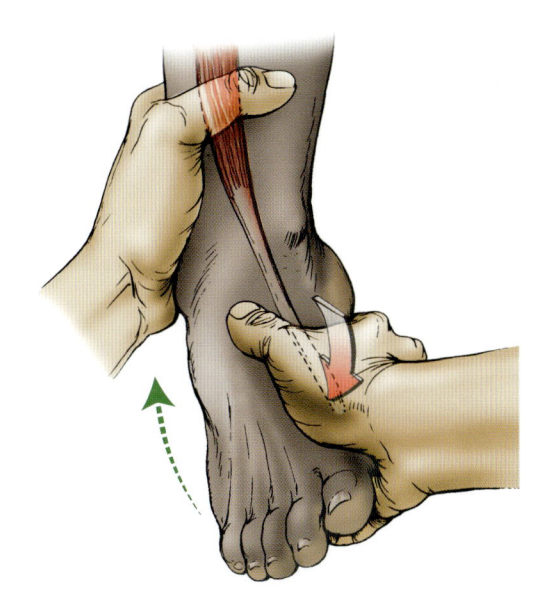

図 2-12　前脛骨筋の筋力検査法

b）反射の検査

膝蓋腱反射

　　膝蓋腱反射は，L2-L4 神経根（主に L4）に由来する神経を介する深部腱反射であるが，臨床的には L4 の反射と考えるべきである．しかしながら，L4 のみならず L2，L3 からの神経支配も受けているので，たとえ L4 神経根が完全に断裂しても反射は著明に減少するが消失はしない．それゆえ，この反射が完全に消失することはめったにない．しかし，筋原性疾患，神経根や前角細胞の病変ではこの反射が完全に消失することもある．

　　膝蓋腱反射を検査する場合は，患者を診察台に下腿を下垂させて座らせる（または椅子に座って膝を組ませるか，臥床位の場合は膝関節を軽度屈曲位に支えつつ行う）（図 2-13）．この肢位では膝蓋腱は伸展され，緊張している．腱の両側の軟部組織陥凹部を触れ，腱の正確な位置を確かめた後，検者の手関節を小さく鋭く動かし，腱を

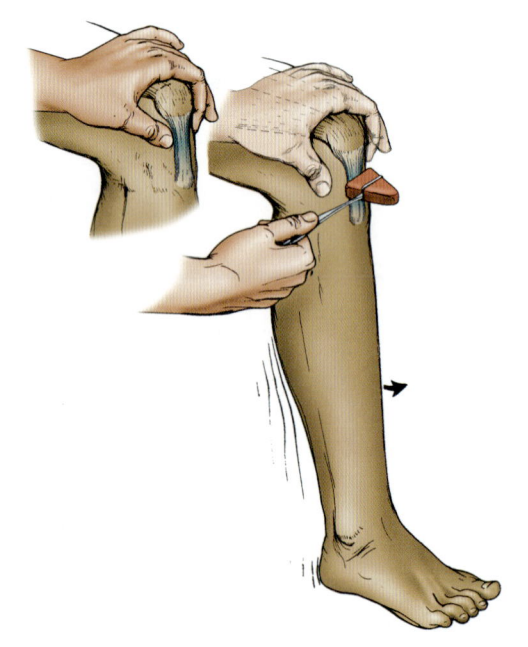

図 2-13　膝蓋腱反射

すばやく叩打して反射を誘発する．反射が出づらい場合は，患者に両手の指をひっか
けさせ，腱を叩打するときに手を互いに引っ張らせると誘発されやすくなる．この手
法は Jendrassik 法として知られており，腱反射に対する患者の反応を意図的に抑制，
または影響を及ぼすのを防ぐ効果がある．反対側の反射も調べ，それと比較して，正
常，亢進，減弱，消失と判定する．この反射の神経学的レベルが L4 であることを覚え
るには，大腿四頭筋は 4 つの筋より成っていることを連想すればよい（図 2-14）．
　反射は神経疾患以外の疾患によっても影響を受ける．たとえば，大腿四頭筋が外傷
をこうむった場合や膝の手術を受けて間もない場合，または膝関節水腫がある場合に
は，反射は消失または減弱することがある．

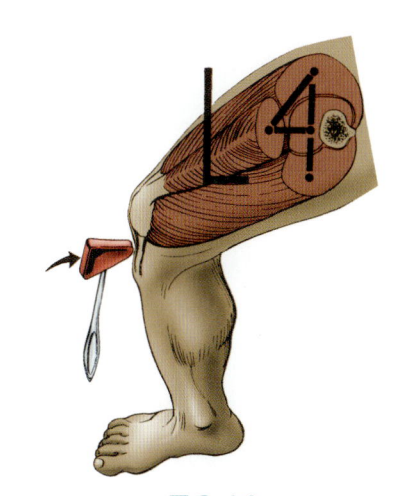

図 2-14

膝蓋腱反射は L4 により支配されている．その簡単
な記憶法は，大腿四頭筋の 4 と L4 とを関連づけて
覚える．

c）感覚検査

　　L4 皮膚節は下腿および足の内側である．膝関節が L3 皮膚節と L4 皮膚節の境界線となり，上方が L3 皮膚節，下方が L4 皮膚節である．下腿では，脛骨稜が L4 と L5 の皮膚節を分け，内側が L4 皮膚節，外側が L5 皮膚節である（図 2-15）．

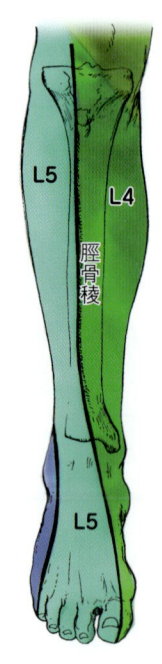

図 2-15　L4 と L5 の皮膚節

4．L5 根障害の神経学的特徴

a）筋力検査（図2-16〜18）

1. 長母趾伸筋
2. 長・短趾伸筋
3. 中殿筋

長母趾伸筋

　L5（深腓骨神経）支配．長母趾伸筋腱は足関節前面で主にL4支配である前脛骨筋の外側を走る．足内・外反中間位で踵歩行させて機能を調べる．この腱は母趾の末節骨近位端の停止部に向かってくっきりと浮き出てくる（図2-17，18A）．長母趾伸筋の筋力検査を行う場合は，診察台の端に座らせ，片方の手で踵を固定し，患者に母趾を最大背屈するよう命じ，その母趾の上に検者の母指をのせる．検者の指で趾球部を支え，検者の母指を患者の母趾の爪の上におき，背屈位の母趾を底屈させるように抵抗を加え，これに抗して背屈させる（図2-19A）．検者の母指がIP関節にかかっている場合は，長母趾伸筋のみならず短母趾伸筋の検査も行っていることになる．長母趾伸筋のみを検査するには必ずIP関節より遠位部に抵抗を加えなければならない．母趾骨折や外傷後間もない場合には著明な長母趾伸筋の筋力低下がみられることがある．

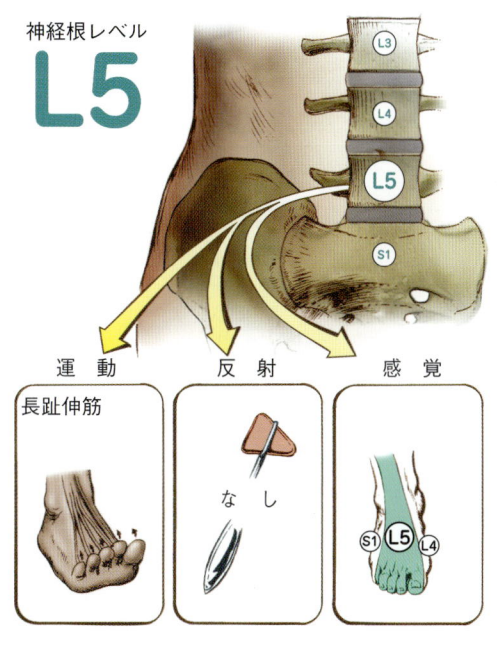

図2-16　L5の神経学的特徴

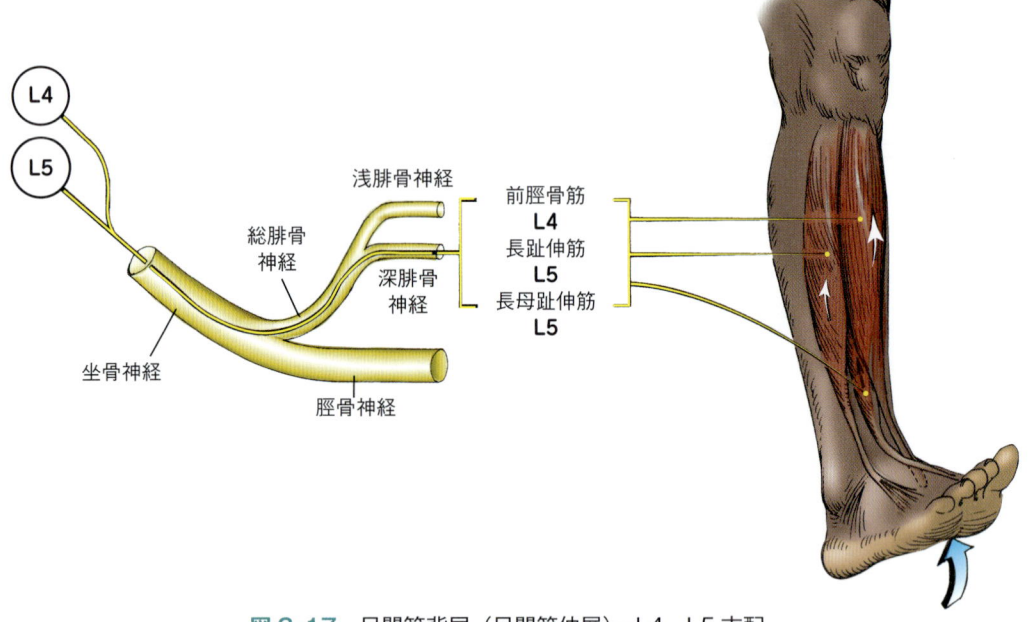

図2-17　足関節背屈（足関節伸展）—L4, L5支配

浅腓骨神経
総腓骨神経
深腓骨神経
坐骨神経
脛骨神経

前脛骨筋
L4
長趾伸筋
L5
長母趾伸筋
L5

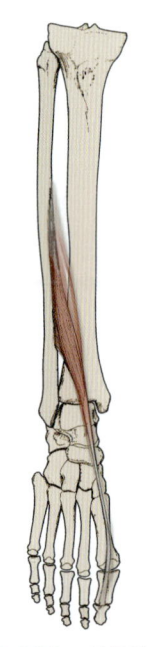

図2-18A　長母趾伸筋

起始：腓骨の前面中央半分お
　　　よび隣接骨間膜.
停止：母趾末節骨基部背面.

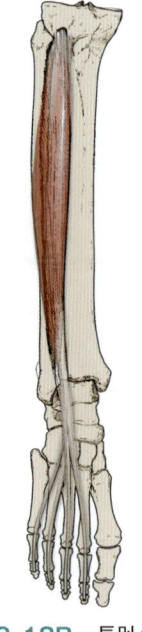

図2-18B　長趾伸筋

起始：腓骨の前面上3/4と
　　　骨間膜.
停止：外側4趾の中節骨と
　　　末節骨の背面.

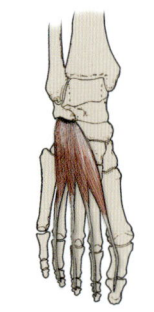

図2-18C　短趾伸筋

起始：踵骨の上外側面の前方
　　　の部分と足根骨洞.
停止：母趾は基節骨基部背
　　　面. 第2～4趾では長
　　　趾伸筋腱の外側面.

長・短趾伸筋

　　L5（深腓骨神経）支配．長趾伸筋の機能は，長母趾伸筋と同様，踵歩行させて調べる．長趾伸筋腱は距腿関節窩の前面を横切り扇状に拡がって，第 2〜第 5 趾の中節骨と末節骨の背面に停止している（図 2-18B）ので，足背でそのレリーフが浮きあがってみえる．徒手筋力検査を行う場合，患者を診察台の端に座らせ，踵をつかんで足関節を固定し，趾を最大背屈するよう命ずる．ついで検者の母指を趾背側におき底屈させる方向に抵抗を加える．その抵抗に打ち勝つように趾背屈を患者に命ずる（図 2-19B）．正常では趾は屈曲できないほど強い．

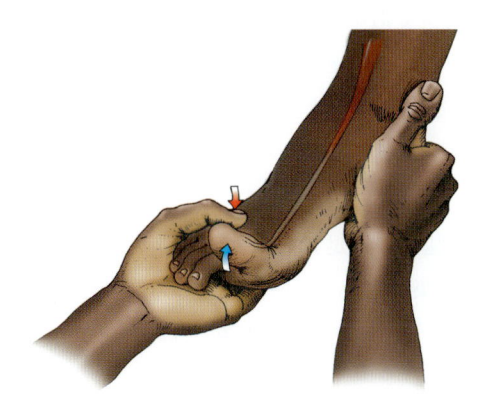

図 2-19A　長母趾伸筋の筋力検査法

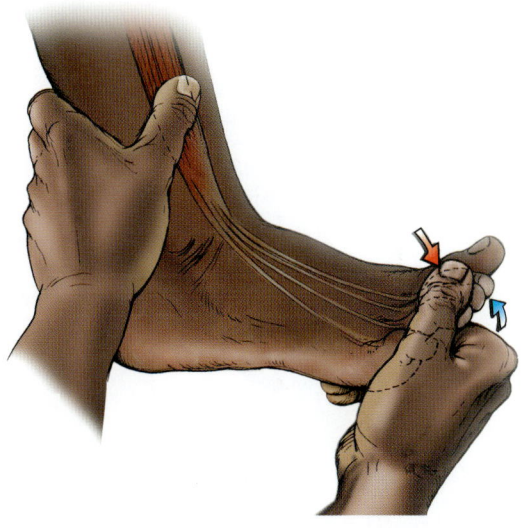

図 2-19B　趾伸筋の筋力検査法

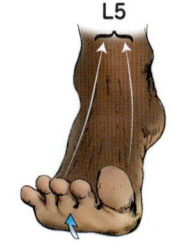

図 2-19C　趾伸筋が L5 により支配されていることの簡単な記憶法

中殿筋

　　L5（上殿神経）支配（図 2-20）．中殿筋を調べるには患者を側臥位に寝かせ，検者の片方の手で骨盤を固定し，患者に下肢を外転するよう命ずる．下肢を完全に外転させたうえ，膝関節部で大腿外側に抵抗を加える（図 2-21）．股関節が屈曲していると他の筋の代償運動が働くので，それを防ぐためには検査中は必ず股関節が中間位をとっていることを確認する必要がある．

b）反射の検査

　　L5 によって支配されている反射の誘発は容易でない．後脛骨筋腱反射は L5 の反射であるが，毎回必ず誘発するのは困難である．しかし，感覚，運動機能検査をしたのちもなお L5 が正常であるという確信がもてない場合は後脛骨筋腱反射誘発を試みるべきである．その方法は，前足部を軽度外反背屈位に保持して舟状骨結節に停止する直前の足内側部で後脛骨筋腱を叩打する．正常では軽度底屈内反がおこるはずである．

c）感覚検査

　　L5 皮膚節は下腿外側と足背である．脛骨稜が L5 と L4 の境界線となる．L4 と L5 の間の境界は，内果に向けてカーブしている脛骨稜を膝関節から遠位に向けさわっていけば明確になる．足背を含め脛骨稜の外側全面が L5 の感覚領野である（84 頁，図 2-15 参照）．

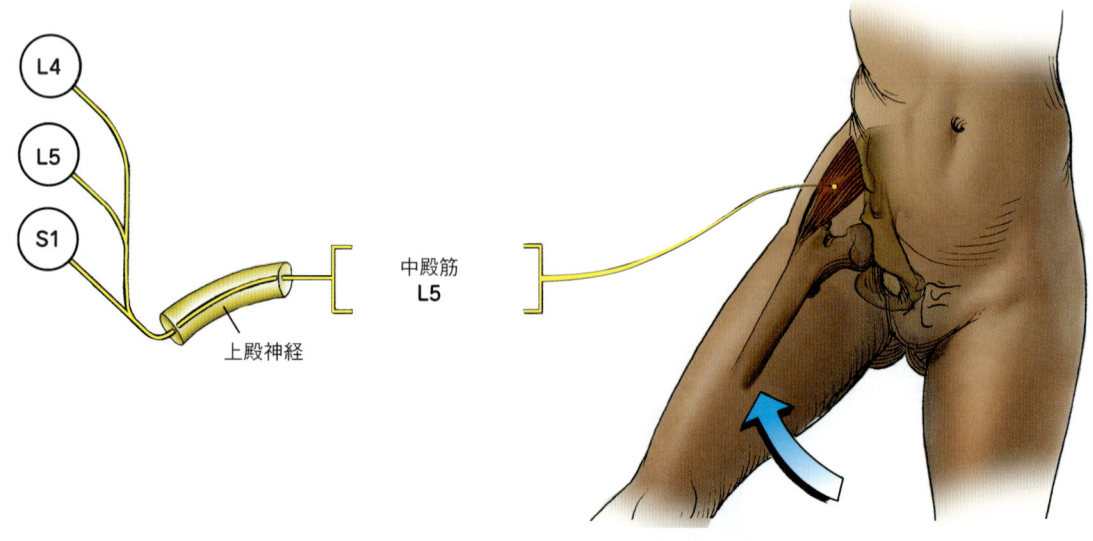

図 2-20　股関節外転―L4，L5，S1 支配

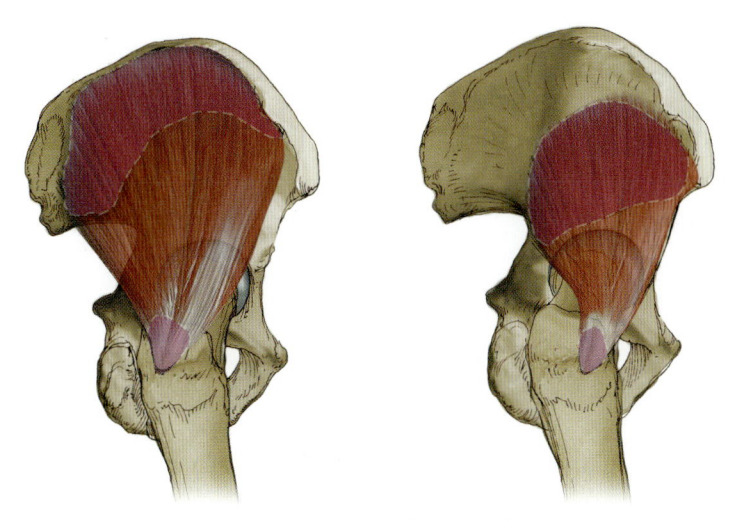

図 2-21A　中殿筋と小殿筋

起始：中殿筋（左）は，上方は腸骨稜と後殿筋線，下方は前殿筋線との間の
　　　腸骨外側面および殿筋腱膜．小殿筋（右）は腸骨翼外面の前殿筋線と
　　　大殿筋線の間．
停止：大転子の外側面．

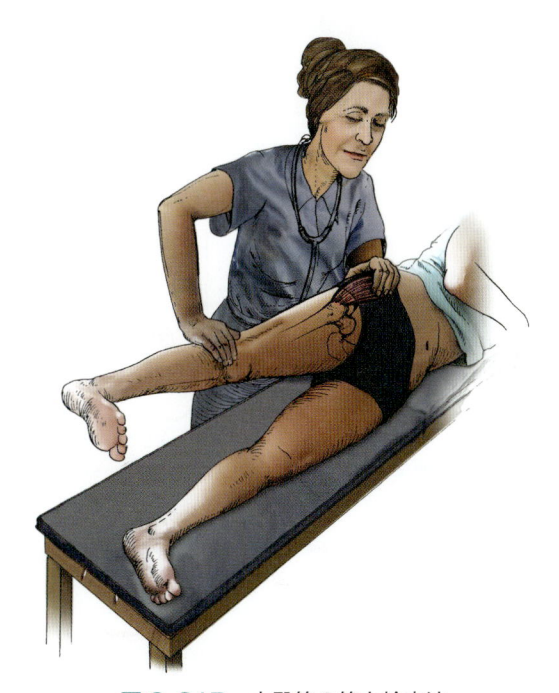

図 2-21B　中殿筋の筋力検査法

5．S1 根障害の神経学的特徴

a）筋力検査

1. 長・短腓骨筋
2. 腓腹筋-ヒラメ筋
3. 大殿筋

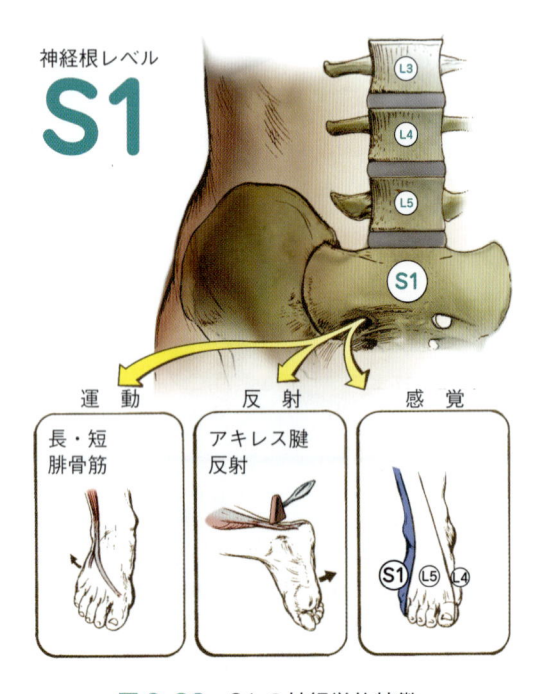

図 2-22　S1 の神経学的特徴

長・短腓骨筋

　S1（浅腓骨神経）支配（図 2-22, 23）．長・短腓骨筋の機能は一緒に調べる．この 2 筋は足関節と足の外反筋であるので，検査時は患者に足の内側縁で歩くように命ずる．長・短腓骨筋腱は外果をまわるその直前でレリーフがよくみえ，腓骨結節の上下を（短腓骨筋が上，長腓骨筋が下）通り，それぞれの停止部に向けて走行する．

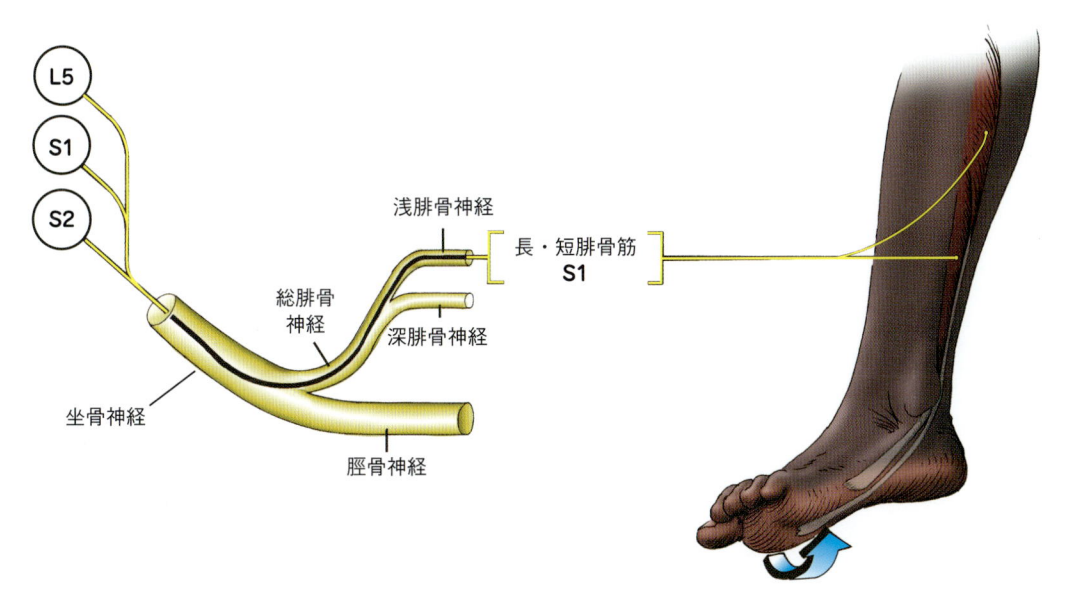

図 2-23　足外反―S1 支配

　腓骨筋群の徒手筋力検査では，患者を診察台の端に座らせ，踵を固定して足関節を動かないようにする．患者に足を最大底屈外反させて小趾の上に検者の手をおく．検者の手掌で第 5 中足骨骨頭と骨幹部に力を加えて患者の底屈外反動作に抗する（図 2-24）．趾に力を加えると趾が動いてしまうので，これは避ける．

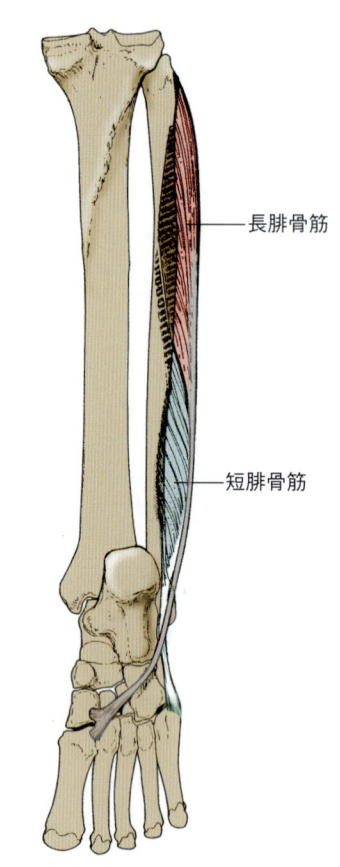

図 2-24A　長腓骨筋と短腓骨筋

長腓骨筋
起始：腓骨頭と腓骨の外側近位 2/3.
停止：内側楔状骨外側面と第 1 中足
　　　骨基部の外側面.

短腓骨筋
起始：腓骨とそれに接する筋間中隔の
　　　外側遠位 2/3.
停止：第 5 中足骨基部茎状突起.

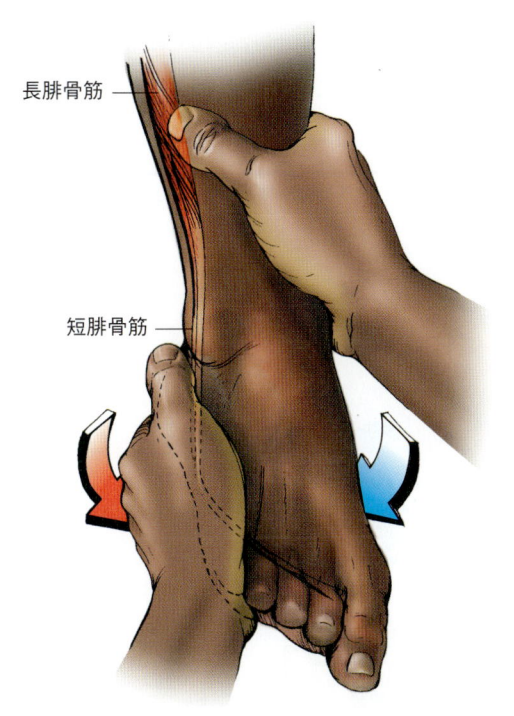

長腓骨筋 ——

短腓骨筋 ——

図 2-24B　腓骨筋群の筋力検査法

腓腹筋-ヒラメ筋

　S1, S2（脛骨神経）支配. 腓腹筋-ヒラメ筋群の筋力は検者の上腕と前腕の力を合わせてもそれよりずっと強いので, わずかな筋力低下があっても, その低下を見分けるのは困難である. したがって, この筋群は徒手筋力検査を行うよりは, その機能で調べるべきである（図 2-25）. それには爪先歩行をさせて調べる. 著明な筋力低下がある場合は, 爪先歩行不能である. この検査で正常な場合は爪先で立ったままジャンプさせる. この場合, この筋群に体重の約 2.5 倍の力が加わる. 着地時爪先で立ったままでいられず, 足底全体で着地するか, もしくはこの検査ができない場合にはこの筋群の筋力は低下している（図 2-26）. 高齢者や背部痛のある患者ではこの機能検査は行えない. その場合には片足起立で 5 回続けて爪先立ちができるかどうかを調べる. この検査が完全にできなければこの筋群に筋力低下があるといえる.

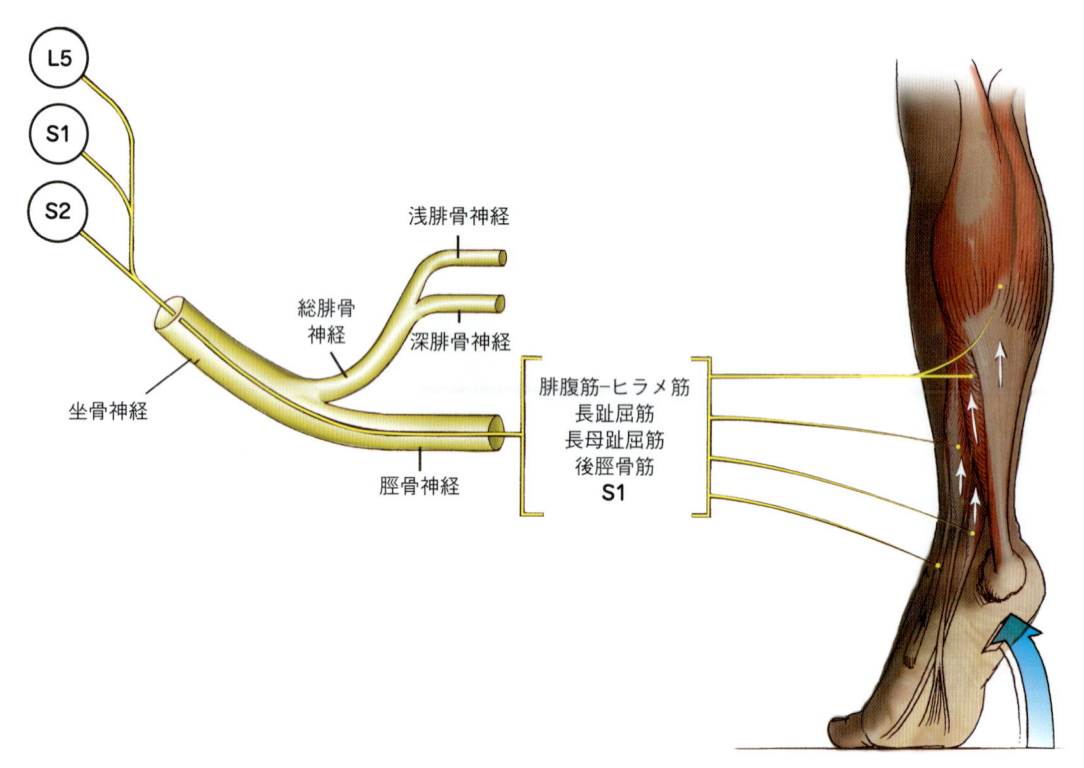

図 2-25　足関節底屈（足関節屈曲）—L5, S1, S2 支配

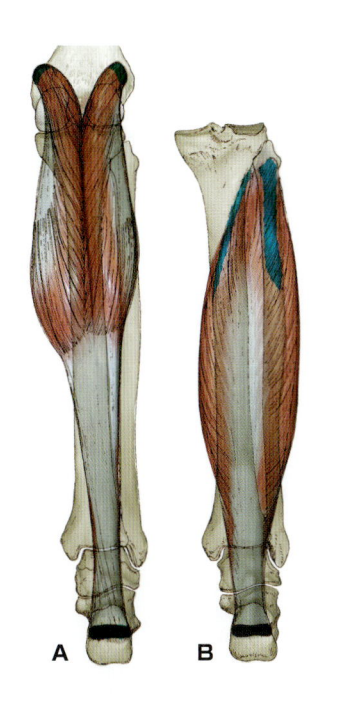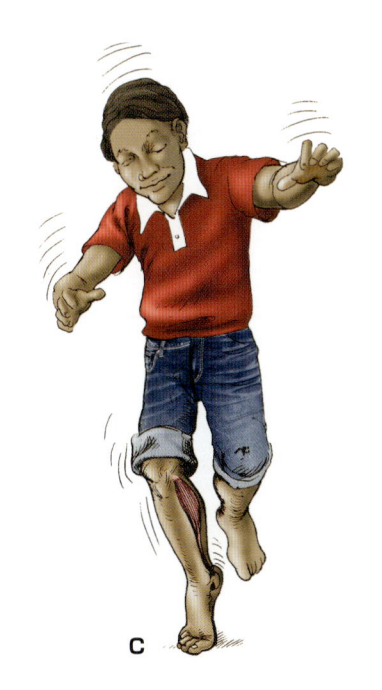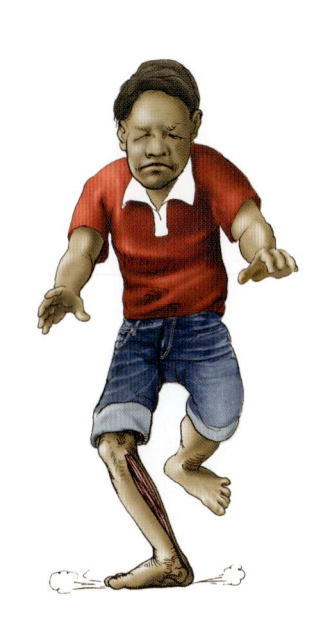

A　　　B　　　　　C

図 2-26A　腓腹筋

起始：内側頭：大腿骨内顆とその近傍.
　　　外側頭：大腿骨外顆とその近傍.
停止：踵骨腱（アキレス腱）を介して踵骨後面.

図 2-26B　ヒラメ筋

起始：腓骨頭と腓骨近位 1/3 の後面，膝窩と脛骨の内側縁の中 1/3，脛骨と腓骨の間の腱性弓.
停止：アキレス腱を介して踵骨後面.

図 2-26C　腓腹筋-ヒラメ筋群の筋力検査法

大殿筋

S1（下殿神経）支配（図 2-27）．大殿筋の機能は患者が手を使わないで坐位から立ちあがることができるかどうかで調べる．筋力をより正確に調べるためには，患者を診察台に腹臥位で，診察台の端のところで股関節を屈曲し，下肢が下垂するような状態に寝かせる．そのさい膝を屈曲しハムストリングをゆるめさせて股関節伸展時大殿筋に対するハムストリングの補助作用がおこらないようにする．検者の前腕を腸骨稜の上において骨盤を固定し，手は大殿筋の収縮を触知できるようにしておく．患者に股関節の伸展を命じる．大腿下端後面膝関節近位に検者の他側の手をおいて大腿を押し下げ，股関節伸展に抵抗を加える．この検査中大殿筋の筋緊張を触知する（図2-28）[*]．

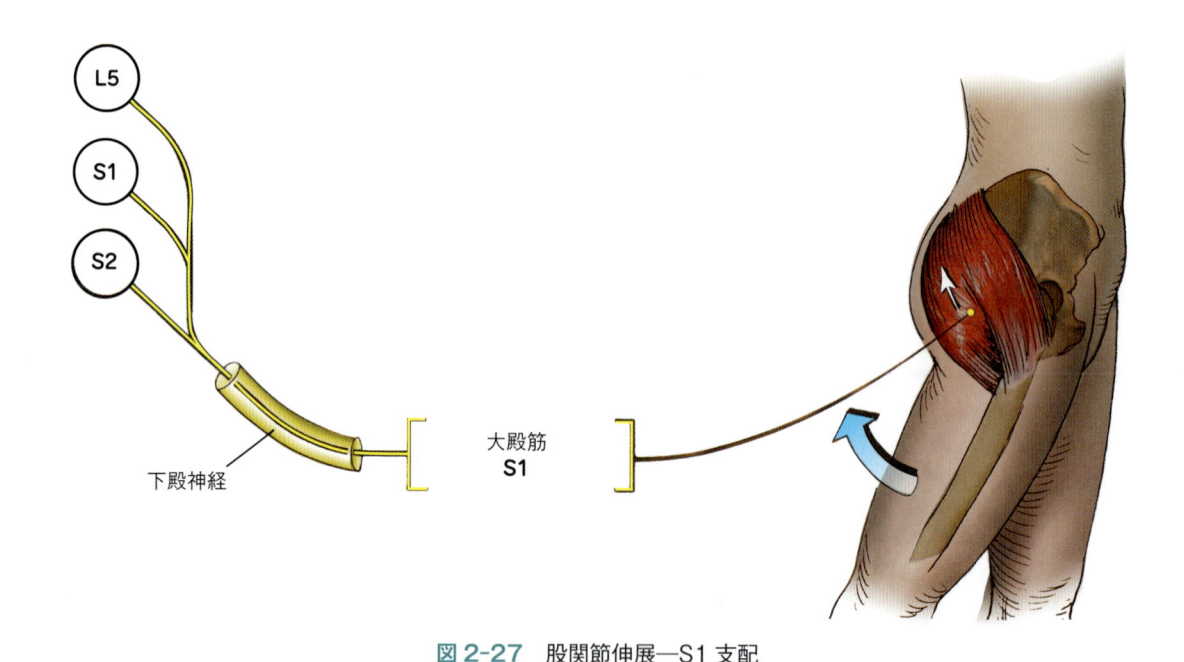

下殿神経

大殿筋
S1

図 2-27　股関節伸展—S1 支配

---

[*]訳者註：この図は記載とはやや異なり，別法を示している（194 頁の図 5-14 参照）.

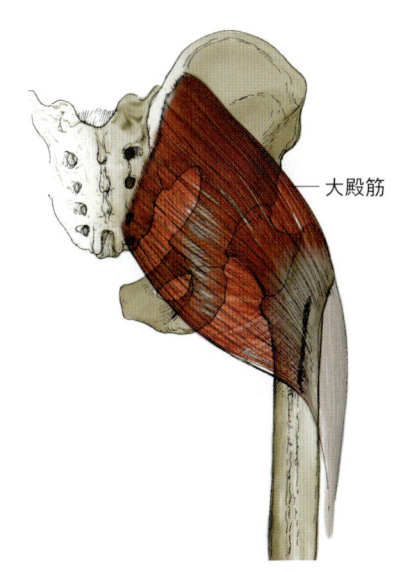

図 2-28A　大殿筋

起始：後殿筋線と腸骨稜外唇，仙骨と尾骨の後面．
停止：大腿筋膜の腸脛靱帯，大腿骨の殿筋粗面．

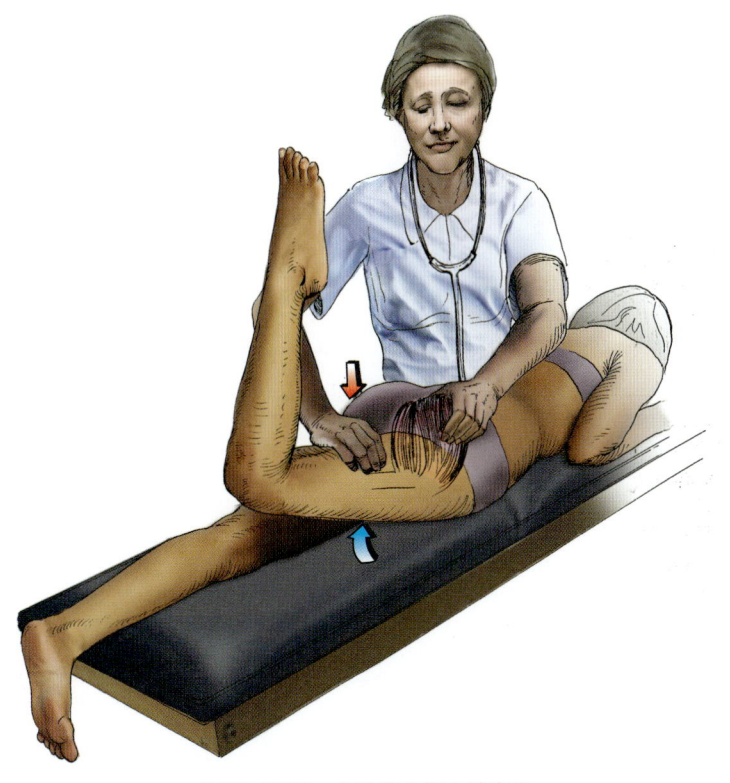

図 2-28B　大殿筋の筋力検査法

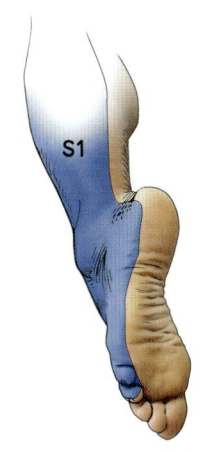

図 2-28C　S1 皮膚節

b）反射の検査

アキレス腱反射

　　アキレス（Achilles）腱反射は下腿三頭筋の深部腱反射である．この反射は主に S1 髄節からの神経により支配されている．S1 神経根が切断されるとアキレス腱反射は完全に消失する．

　　アキレス腱反射を検査する場合は，患者を診察台の端に座らせ下腿を下垂させる．軽く足関節を背屈してアキレス腱を軽度伸展した状態にしておく．検者の母指と指とでアキレス腱の両側陥凹部をつまみ，アキレス腱の正確な位置を確かめたうえ，打腱用ハンマーの平らな面で腱を叩打し，すばやい反射性足底屈がおこるかどうかをみる（図 2-29）．患者に両手を組ませて，腱を叩打する瞬間に互いに引っ張らせるか，または両手を押し合わせると反射が出やすくなる．この反射が S1 の反射であることを簡単に覚えるには，アキレスの唯一の弱点（AchilleS'1 weak spot）と思い出して S1 と結びつけて覚えればよい（図 2-30）．

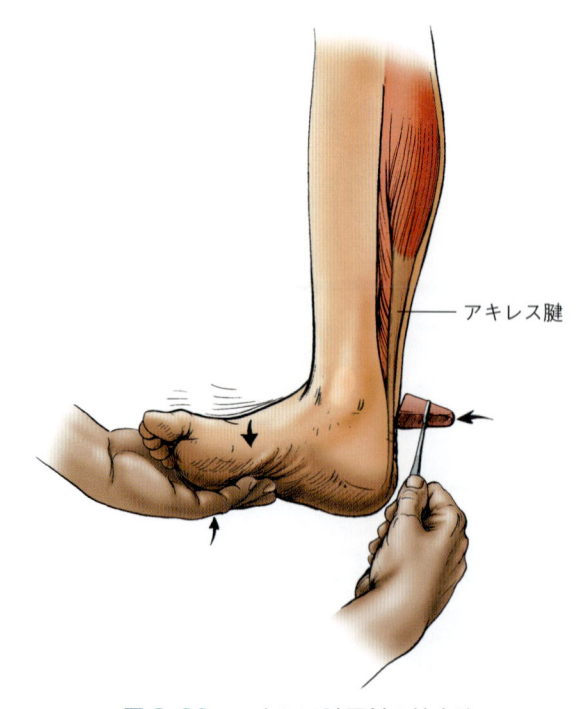

アキレス腱

図 2-29　アキレス腱反射の検査法

　　アキレス腱反射を検査する方法は他にも沢山あるが，そのいくつかを以下に述べる．個々の患者の状態に応じ，それに適する検査法を選ぶのがよい．

　　患者がベッドに寝ている場合は，足関節の動きが障害されないよう反対側の膝を曲げその上に下腿をのせる．片方の手を足底球にあて足関節を軽度背屈させ腱を浮きあがらせておいて腱を叩打する．ベッドに腹臥位で寝ている場合は，膝を 90° 屈曲させ足関節を軽度背屈させて腱を浮きあがらせ検査を行う．足関節に腫脹がある場合や，アキレス腱を直接叩打すると非常に痛がる場合は，ベッドや診察台の端より足関節を出して腹臥位に寝かせる．足を背屈させるよう足底球に検者の指先を押しつけておいて打腱用ハンマーでその指をたたく．腓腹筋が収縮し足関節が軽度底屈すれば反射陽性である．そのさいのこの動きは検者の手で触知できる．

c）感覚検査

　　S1 皮膚節は足の外側部と足底の一部である（図 2-28C 参照）．

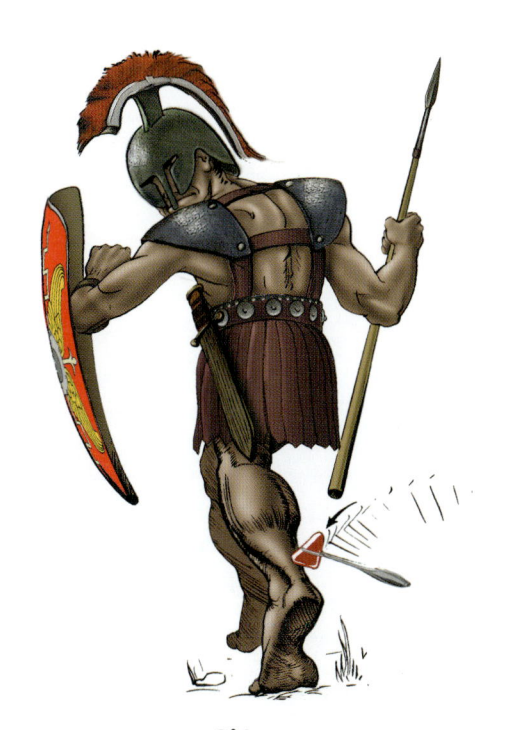

Achille **S'1** Weak Spot

図 2-30

ギリシアの勇士アキレスの唯 1 つの弱点はアキレス腱であったことを思い出して，アキレス腱反射は S1 反射と覚えるのがよい．

6．S2-S4 根障害の神経学的特徴

　S2，S3 より出る神経は足内在筋を支配する．これらの筋を個別に検査するよい方法はないが，足内在筋の脱神経により生じる可能性のある鷲爪趾変形の有無に注意する．S2-S4 はまた膀胱運動の主要神経であり，足を障害する神経疾患では膀胱機能の障害を伴うことがある．

a）反射の検査

　注意すべきことは S2-S4 により支配される深部反射はないということである．しかし，これらにより支配される表在性反射として肛門反射がある．これを検査するには，肛門周囲の皮膚を刺激すると肛門括約筋（S2-S4）がその反応として収縮し，肛門がつぼまる．

b）感覚検査

　肛門周囲の皮膚節は 3 つの同心円状にならんでいて，S2（外輪），S3（中輪），S4-S5（内輪）の順に神経支配を受けている（図 2-31）．

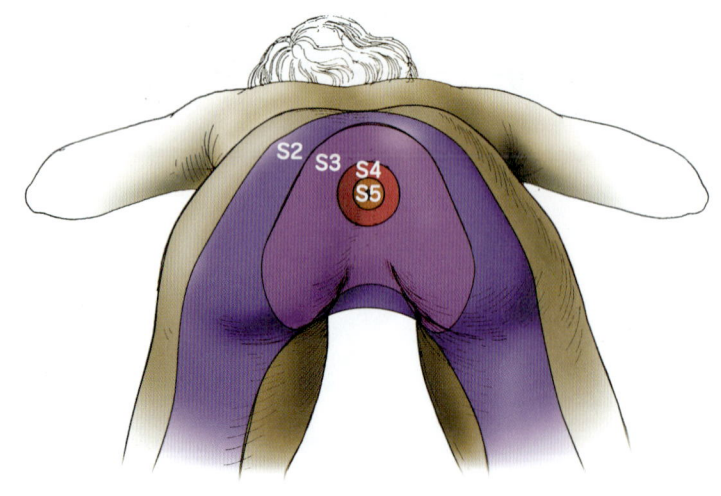

図 2-31　S2-S5 の皮膚節

7. まとめ

　下肢の神経学的高位診断における臨床的要約を以下に述べる．まずすべての筋力を検査したうえ，ついですべての感覚，最後にすべての反射を検査するのが実際的である．

　下肢の**筋力検査**は一般に足についてのみ行えばよく，そうすれば検者にとっても患者にとってもあまり労力をかけないですむ．足の筋力検査は内側より外側へと行う．足の内側にある前脛骨筋は L4 支配，足背中央にある長・短趾伸筋は L5 支配，足の外側にある長・短腓骨筋は S1 支配であるので，下肢筋の神経支配をほぼ代表している．

表 2-1　下肢の神経学的特徴

運　動	L3…大腿四頭筋（L2-L4） L4…前脛骨筋 L5…趾伸筋 S1…腓骨筋
感　覚	T12…鼠径靱帯のすぐ上の下腹部 L1…鼠径靱帯のすぐ下の大腿上部 L2…大腿中央 L3…大腿下部 L4…下腿内側…足内側 L5…下腿外側…足背 S1…足外側 S2…大腿後面の長い帯状の範囲
反　射	L4…膝蓋腱反射 L5…後脛骨筋腱反射（誘発しにくい） S1…アキレス腱反射

　感覚も同様に足背を内側より外側へと連続して調べれば事足りる．足の内側縁は L4，足背中央は L5，足外側縁は S1 により支配されている（図 2-32）．感覚検査を両側同時に行えば端的に比較でき，実用的である．通常，筋の上の皮膚はその筋の神経学的高位と同じ高位により支配されている．

　反射も同様に円滑に一連の検査として行いうる．患者を椅子に座らせれば下肢の主要な反射——膝蓋腱反射，L4；アキレス腱反射，S1——は容易に検査できる．

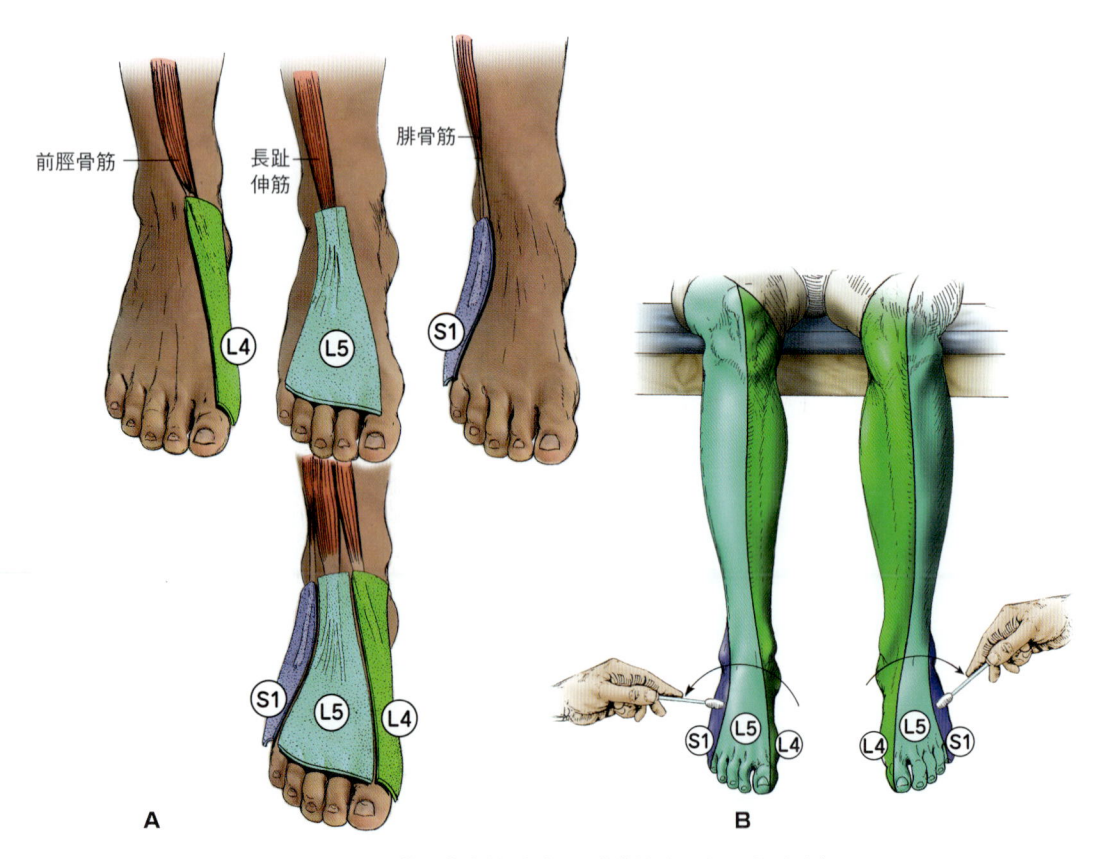

図 2-32　足背の皮膚節（A）と感覚検査の実用法（B）*

---

*訳者註：図では綿棒を用いているが，洋裁用ルーレットのほうが実用的である．

B. 高位診断の臨床応用

1. 腰椎椎間板ヘルニア

　腰椎椎間板は頚椎椎間板と同様，前方よりは後方に，また正中よりは側方に脱出するのが普通である．その解剖学的理由は頚椎のヘルニアと同様である（50頁参照）．脱出した椎間板は各レベルで左右どちらか一方だけの神経根を障害することが多い（図2-33）．一般に患者はどちらか一方の下肢に放散する痛みを訴え，同時に両側に痛みを訴えることはまれである．

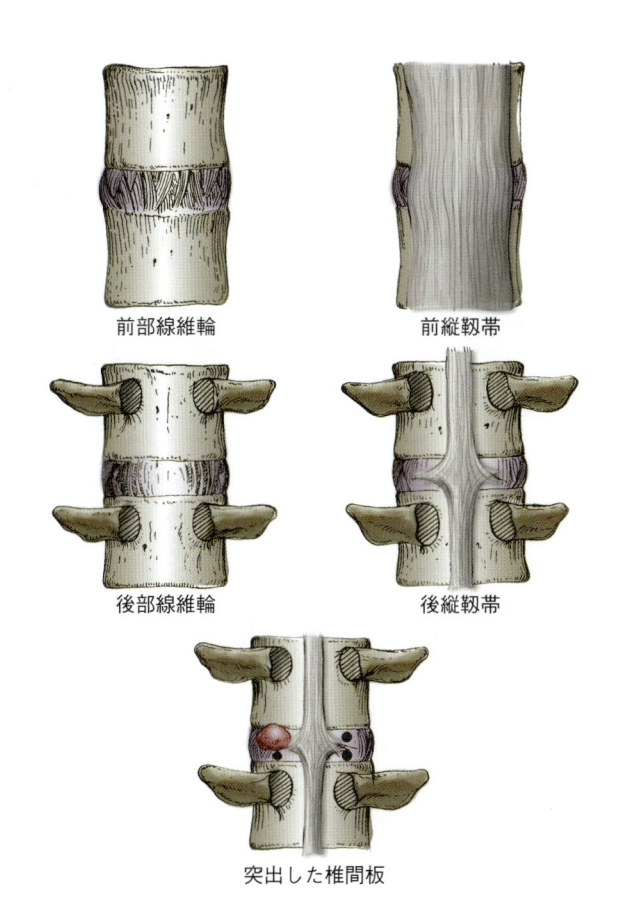

前部線維輪　　　　　　　　　前縦靱帯

後部線維輪　　　　　　　　　後縦靱帯

突出した椎間板

図 2-33　腰椎椎間板ヘルニアが後方に膨隆する解剖学的説明

　　馬尾神経根と椎間板腔との間には特殊な関係があることに注意すべきである．椎間孔を出る前で神経根は椎弓根のところで約 45° 向きを変える．椎弓根は椎体の上 1/3 にあり，神経根はかなり椎弓根に密着しているので，ここで方向転換した神経根はその下位の椎間板腔は横切らないため，通常その部の椎間板ヘルニアでは障害されない（図 2-34）．一般的に神経根はその出口より上位にある椎間板のヘルニアによりのみ障害される．たとえば L5 神経根は L4-L5 間の椎間板腔を横切り，L5 椎弓根のまわりをまわり，L5-S1 椎間腔に達する前に椎間孔を通って脊柱管より出ていくので，この神経根は L4-L5 間椎間板ヘルニアにより障害されることはあっても L5-S1 間のヘルニアでは障害されない（図 2-35）．したがって，症状が L5 神経根支配によるものである患者では，L5 の椎体より "上" の椎間板腔でのヘルニアの可能性がある．

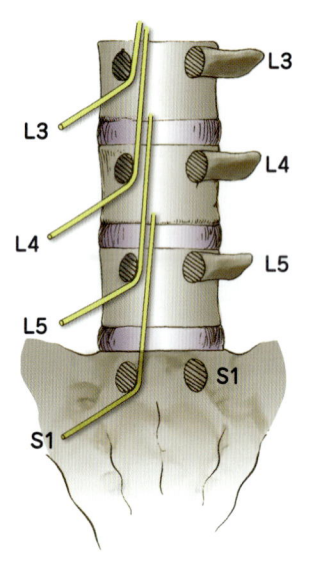

図 2-34　椎間板ヘルニアによる神経根圧迫の解剖学的関係

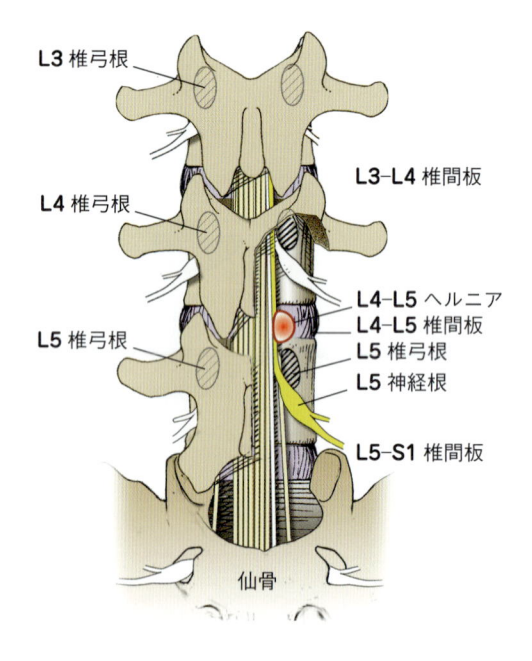

図 2-35　L4-L5 椎間板ヘルニアは L5 神経根を圧迫する

　　L4-L5 間と L5-S1 間関節は腰椎の中でももっとも動きが大きい．動きが大きいと破綻をきたす可能性も増加する．したがって，椎間板ヘルニアの発生頻度は全脊椎の中で L4-L5 間と L5-S1 間が他のどの腰椎椎間板腔よりも大きく，腰椎椎間板ヘルニアの 90% はこの 2 つのレベルに生じる．

　　各高位診断の要点を表 2-2 に示す．この表は椎間板ヘルニアのさい，臨床的応用価値が高い（図 2-36～39）．

　　この表は神経学的特徴を正確に表しているが，臨床像は必ずしも確然としているとは限らない．その相違の理由は下記のようにいろいろなものが考えられる．たとえば，1 本の神経根は時に上下隣接の神経根の要素を含んでいることがある．すなわち L4 神経根は L3 または L5 の要素を含んでいることがある．また，1 つの椎間板ヘルニアが 2 本の神経根を障害することもある．これはとくに L4-L5 間椎間板ヘルニアのときに多く，この場合には L5 神経根のみならず，S1 神経根も圧迫することがあり，ことにヘルニアが中心性の場合には，それがおこりやすい．椎間板ヘルニアは時に多椎間に同時におこることもあり，そのさいは非定型的な神経症状を呈する．

表 2-2　腰椎椎間板ヘルニアの鑑別

神経根	椎間板	筋	反射	感覚	筋電図	MRI
L4	L3-L4	前脛骨筋	膝蓋腱反射	下腿内側	前脛骨筋に fibrillation または陽性棘波	L3-L4 間での後方への膨隆
L5	L4-L5[*1]	長母趾伸筋	なし（後脛骨筋腱反射）	下腿外側と足背	長母趾伸筋[*2]に fibrillation または陽性棘波	L4-L5 間での後方への膨隆
S1	L5-S1[*1]	長・短腓骨筋	アキレス腱反射	足外側	長・短腓骨筋[*3]に fibrillation または陽性棘波	L5-S1 間での後方への膨隆

[*1] 椎間板ヘルニアの好発部位.
[*2] 長・短趾伸筋，内側膝屈筋，中殿筋にも認める.
[*3] 長母趾屈筋，腓腹筋，外側膝屈筋，大殿筋にも認める.

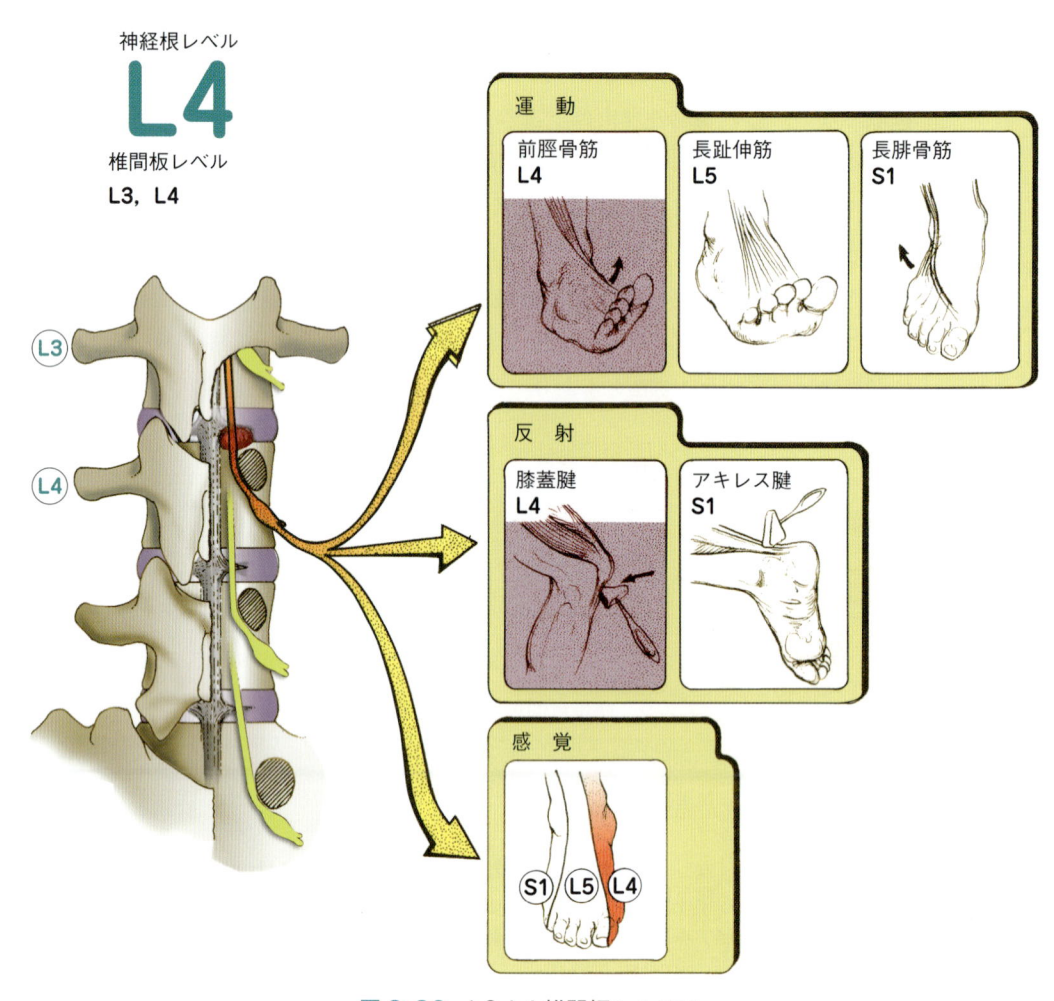

図 2-36　L3-L4 椎間板ヘルニア

L3-L4 椎間板ヘルニアは L4 神経根を障害する.

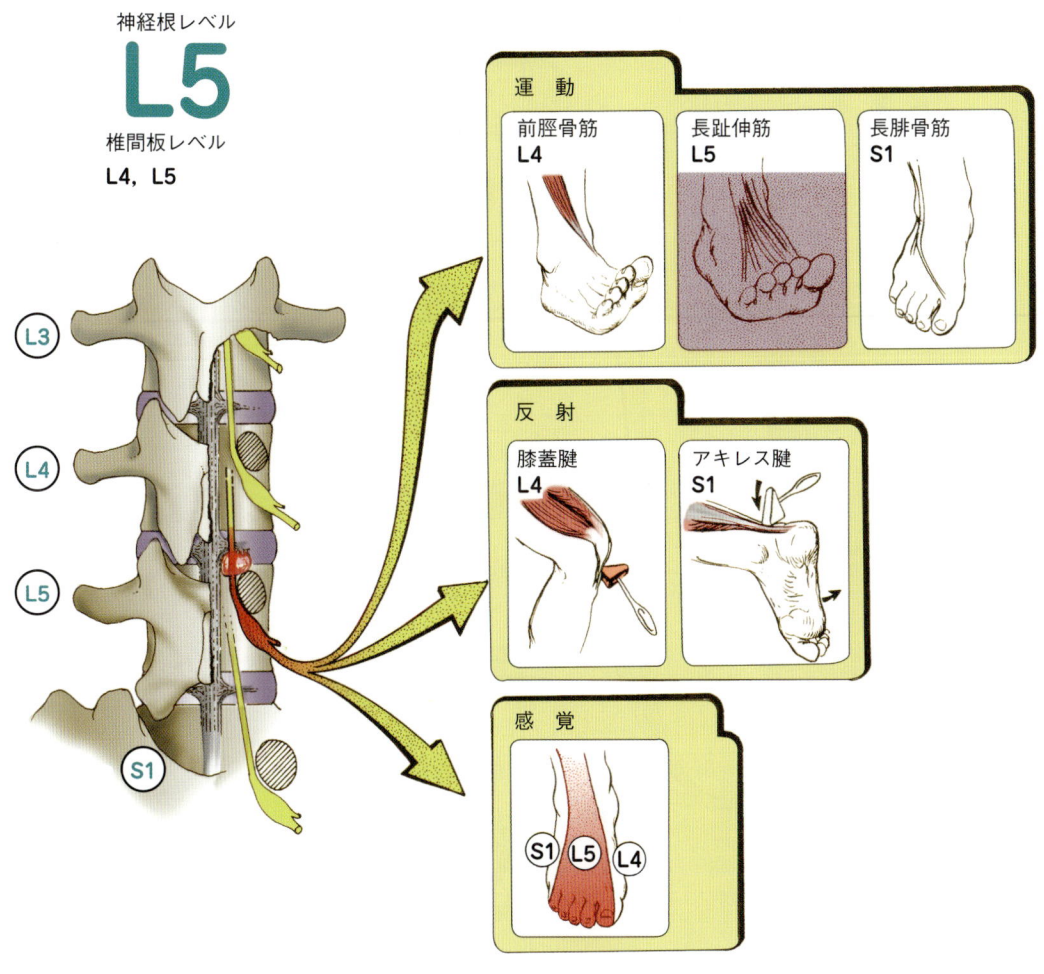

図 2-37　L4–L5 椎間板ヘルニア

L4–L5 椎間板ヘルニアは L5 神経根を障害する．この椎間は腰椎の中で 2 番目に
椎間板ヘルニアの多いレベルである*.

---

*訳者註：日本人では L4–L5 間がもっとも多い．

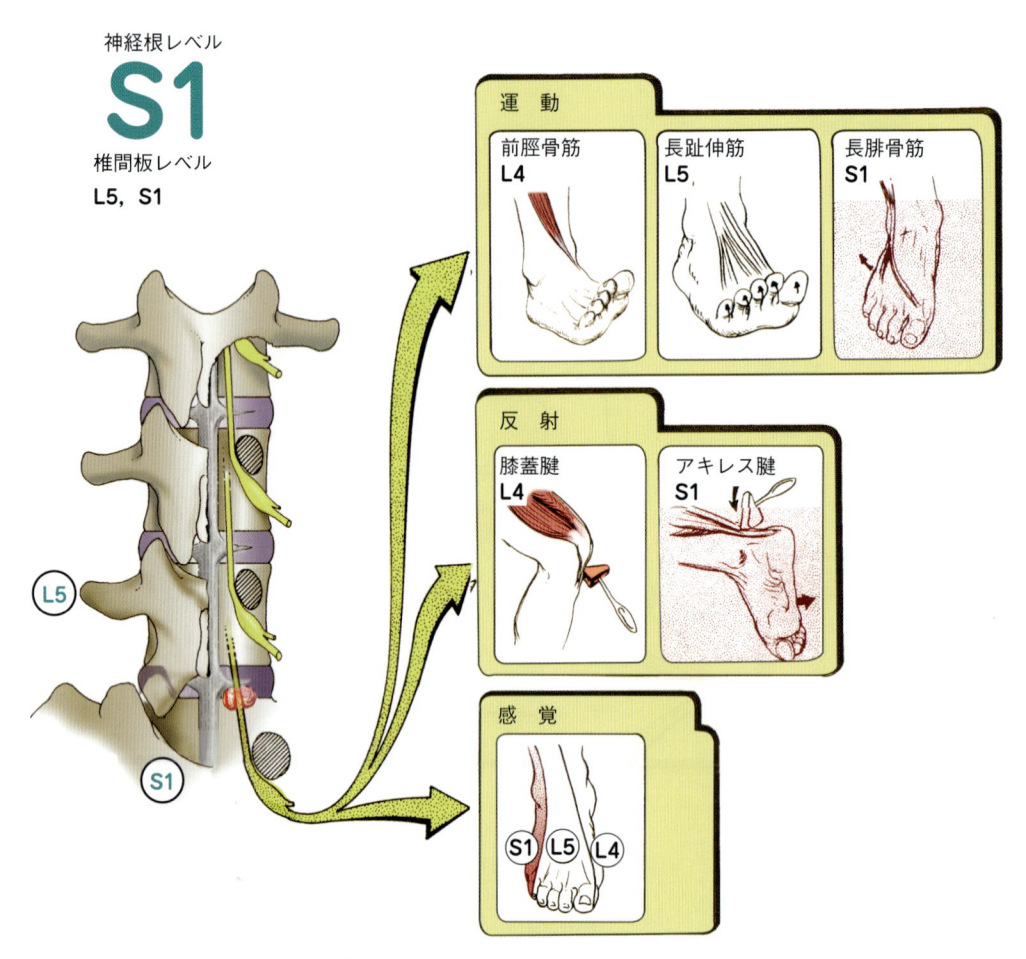

図 2-38　L5-S1 椎間板ヘルニア

L5-S1 椎間板ヘルニアは S1 神経根を障害する．この椎間は腰椎の中でもっとも
椎間板ヘルニアの多いレベルである*.

---

*訳者註：日本人では L4-L5 間がもっとも多い．

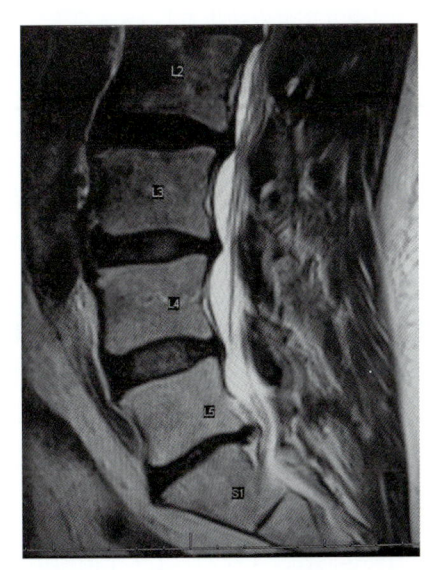

図 2-39　MRI：L5–S1 椎間板ヘルニア

2．腰部捻挫と腰椎椎間板ヘルニアの違い

　　"腰痛"はしばしば重い物を持ち上げたあと，あるいは転倒，あるいは自動車事故で車の中で投げ出されたり，体をひねったりした場合に生じる．患者は後上腸骨棘付近やさらに下肢後面へと広がる放散痛を伴った腰痛（下部腰椎の局所的圧痛または自発痛）を訴える．

　　神経障害を伴わない普通の腰背痛や腰部捻挫による訴えと神経障害を伴う疾患の訴えとは，下肢を支配する各神経根の神経学的特徴を検査することにより鑑別できる．検査は再診ごとに繰り返して行うべきである．その理由は，初診時は機能障害が明らかでなかったが，のちに障害レベルに一致した筋力，反射，感覚の減弱が明らかになったり，初診時より改善（多分治療の結果として）していたりすることがあるからである．

　　反射，感覚，筋力の変化や，X 線上や筋電図上に異常所見がない場合には，患者が他の治療法に変えることを望んでも，理学療法や注射，投薬などの保存的治療を継続すべきである．

　　椎間板ヘルニアの神経障害は多くの場合，1 つまたは 2 つの徴候しか示さないことがあるが，それだけでも正確な高位診断は十分可能である．確かに筋電図や MRI（磁気共鳴撮像法）もさらに診断を確かめる手段として用いられるが，患者の臨床的身体所見に基づいた臨床判断がしばしば正しい神経学的診断を下し，それにより正しい治療を行うことを可能とするものである．

3．脊椎分離症と脊椎すべり症

　　脊椎分離症は関節突起間部，すなわち上・下関節突起の間の部分，さらに詳しく述べれば下関節突起が椎弓根に接する部分での骨性連絡が断たれていることをいう（図2-40）．この病変の結果として罹患椎体はそのすぐ下の椎体に対して前方にすべることがある．この前方すべりを脊椎すべり症と呼ぶ．関節突起間部が断裂する原因はこの部に繰り返される応力により生じた疲労骨折と考えられている．L5-S1 神経根の障害を伴う L5-S1 間の脊椎すべり症がもっともおこりやすく，そのため内側半分をL5，外側半分を S1 により支配されているハムストリングがしばしば攣縮をおこす．椎間板ヘルニアを合併していない限り感覚も反射も通常正常である．時に脊椎すべり症は，関節突起間部が正常であっても，椎間関節に変性変化のある場合におこることがあるが，これは非常にまれである*．

---

*訳者註：変性すべり症は高齢者ではまれとはいえない．

　前方すべりの程度は上位椎体の下位椎体に対する位置関係（上位椎体が前方にすべる）により臨床的に測定する．25% までのすべりは第 1 度のすべり，25〜50% は第 2 度のすべり，50〜75% までは第 3 度のすべり，それ以上は第 4 度のすべりと分類されている．脊椎分離症と脊椎すべり症がしばしば発生する椎体は L5 であり，その次は L4 である．

　患者の疼痛の程度は必ずしもすべりの程度とは相関しない．したがって，第 1 度のすべりの患者のほうが第 4 度すべりの患者よりも痛みが強いこともあり，第 4 度のすべりであってもまったく痛みがないこともある．

　脊椎分離症や脊椎すべり症の患者の症状が腰椎椎間板ヘルニアの合併により増悪することも多い．脊椎すべり症の患者では椎間板ヘルニアの発生頻度が普通よりも高い．椎間板ヘルニアは通常分離椎体のすぐ上の椎間板におこる．たとえば，L5 に分離のある場合には，L4-L5 の椎間板ヘルニアがもっともおこりやすい．L5 神経根が障害されると下肢伸展挙上テスト（straight-leg-raising）陽性，趾伸筋力低下，足背の感覚鈍麻などの症状が出現する．これら神経症状は通常合併した椎間板ヘルニアによるものであるが，神経根はまた脊椎すべり症そのものにより直接圧迫を受け，障害されることもありうる．

　脊椎分離症と脊椎すべり症は 10 歳代の腰痛の原因として多いものである．そのような患者はとくにスポーツを行ったのちに腰痛を訴えることが多い．

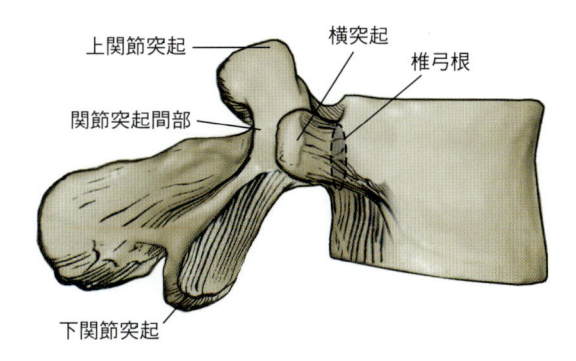

図 2-40　関節突起間部

脊椎分離症は X 線像上，特徴的所見を示す（図 2-41，42）．

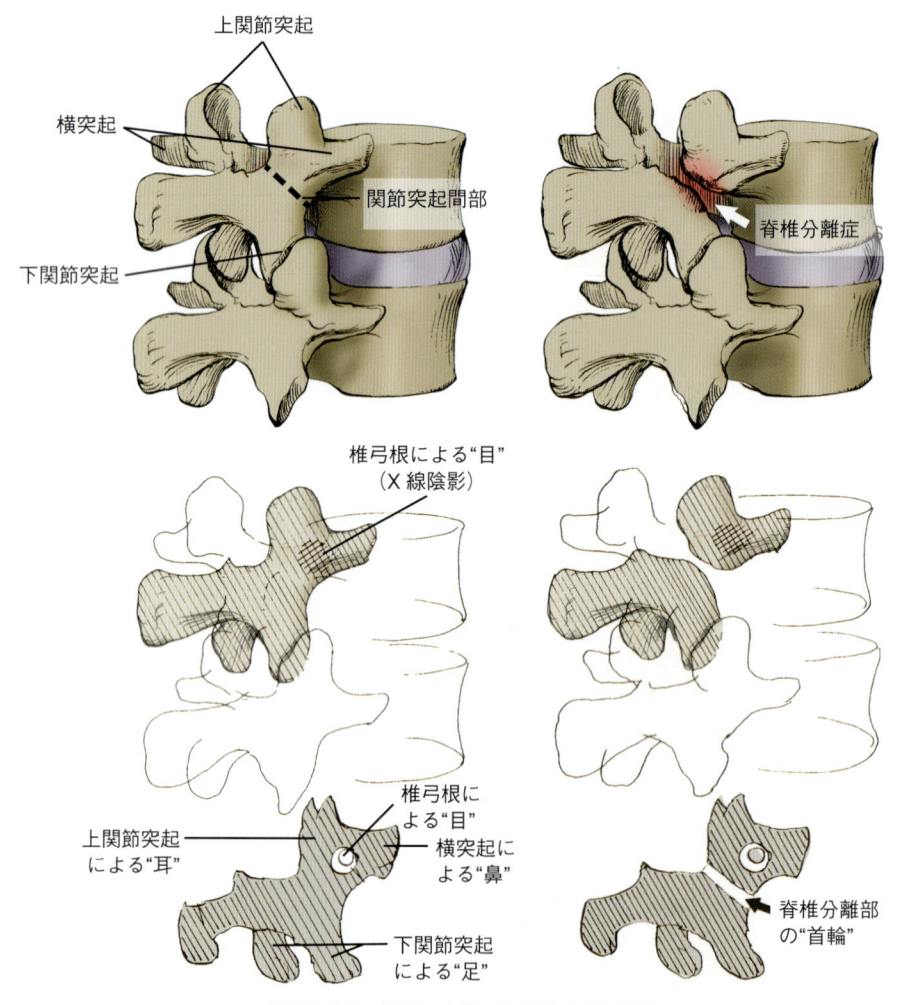

図 2-41　腰椎の斜位 X 線像の模式図

後方構成要素は特徴的な "スコットランド犬" の像を示す．関節突起間部
の欠損部は犬の首輪のようにみえる．

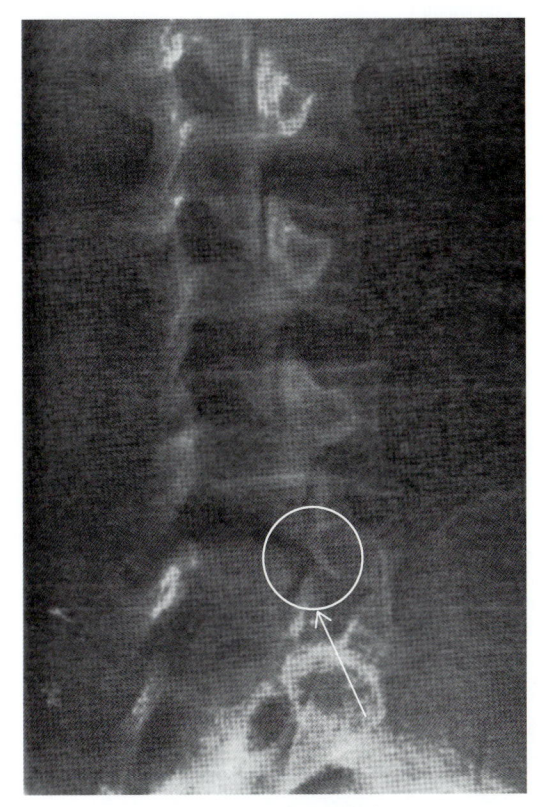

図 2-42　脊椎分離症

4．帯状疱疹

　　帯状疱疹はウイルス性疾患で，通常片側の単一の皮膚節を侵す．胸髄神経根が障害されることがもっとも多い．疼痛はしばしば皮膚病変の出現に先行し，神経根の支配域にみられるが，決して正中を越えることはない．罹患レベルは的確な感覚検査と皮膚病変のレベルにより決められる．

5．ポリオ（脊髄性小児麻痺）

　　ポリオは急性ウイルス感染症で，一時的または永続的運動麻痺を生じる疾患である．本症では脊髄前角細胞が破壊される．ポリオは一般に若年者が罹患し，運動麻痺と筋萎縮をもたらす．感覚は障害されず，反射は通常減弱するが消失はしない．その理由はすべての前角細胞が崩壊されない限り反射弓は残存するからである（図2-43）．

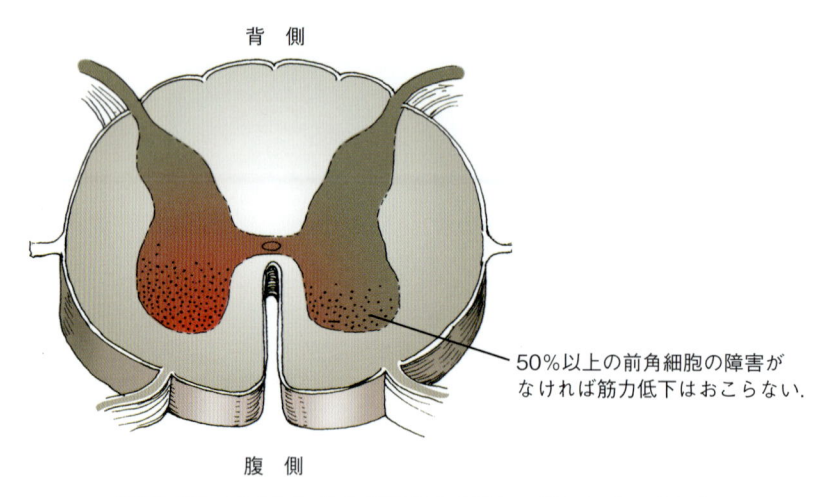

背　側

50％以上の前角細胞の障害が
なければ筋力低下はおこらない．

腹　側

図2-43　臨床的に筋力低下を示す場合の前角細胞の障害度

　病変は脊髄内にあるが，ポリオの臨床症状は，ウイルスが神経根の細胞（前角細胞）を破壊するので，根障害の症状に類似することがある．臨床的にわずかでも筋力の低下がみられれば，その支配髄節の前角細胞の少なくとも 50% は確実に障害されている（W.J.W. Sharrard による）．ポリオは前角細胞を髄節性に破壊する．しかし，ある範囲に含まれているすべての髄節が障害されるのではなく，数髄節とばして障害し，その間の髄節は障害されないことがある．したがって，数多くの髄節により支配されている筋はわずかしか障害されないことがある．たとえば，L2-L4 により支配されている大腿四頭筋は，この 3 つすべての髄節の前角細胞の 50% が障害されなければ筋力低下はおこらない．逆に主に L4 だけにより支配されている前脛骨筋では，その 1 つの髄節の前角細胞の 50% が障害されると，しばしば問題となる下垂足を生じる．L5 の前角細胞が障害されると，中殿筋，内側ハムストリング，趾伸筋の筋力低下がおこる．S1 の前角細胞が障害されると，大殿筋，外側ハムストリング，腓骨筋，下腿三頭筋の筋力低下がおこる（表 2-3）．

　ワクチン予防投与により，ポリオは今日では重大な問題ではなくなってきている．

表 2-3

筋	神経学的高位*			神　経
股関節屈筋………………	L1，L2，L3			
股関節内転筋…………	L2，L3，L4			閉鎖神経
大腿四頭筋……………	L2，L3，L4			大腿神経
前脛骨筋………………	L4，L5			深腓骨神経
後脛骨筋………………	L4，L5			後脛骨神経
中殿筋…………………	L4，L5	……S1		……上殿神経
内側ハムストリング……	L4，L5̲	……S1		坐骨神経脛骨部分
長趾伸筋………………	L5̲	……S1		……深腓骨神経
長母趾伸筋……………	L5̲	……S1		〃
腓骨筋…………………	L5̲	……S1，S2		……浅腓骨神経
下腿三頭筋……………	L5	……S1̲，S2		……脛骨神経
外側ハムストリング……	L5	……S1̲，S2		……坐骨神経脛骨部分
大殿筋…………………	L5	……S1̲，S2		……下殿神経
長母趾屈筋……………	S1，S2			……脛骨神経
長趾屈筋………………	S1，S2			〃
足内在筋………………	S2，S3			……外側，内側足底神経
会　陰…………………	S2，S3，S4			

*Sharrard による．
数字下の下線：主たる髄節．

第2部　脊髄障害の高位診断

　四肢麻痺や対麻痺を生じる急性脊髄損傷では，神経損傷高位の早期診断と将来の機能予測という2つの大きな問題がある．今日の社会では戦争，自動車事故，工場災害，コンタクトスポーツなど脊髄損傷をおこす出来事が多々存在するので，初期における神経学的診断手技の簡潔な体系化が必要である．脊椎と脊髄を障害するあらゆる種類の外傷性疾患では，即刻診断し，即時適切な治療がなされねばならない．脊髄損傷に対する処置のポイントは，たとえ初診時診察が行えなくても，まずできるだけ早く脊髄を保護することである．早期に増悪予防処置をとらないと，脊髄不完全損傷が完全損傷に変わることがあり，また部分的挫傷である神経根が完全に損傷されてしまうことがある．

　脊髄損傷はあらゆるレベルにおこる．損傷がおこった各レベルに対応してそれぞれ特有の症状を呈する．頚髄の急性損傷では死か四肢麻痺を，胸髄の損傷では一般に痙性対麻痺を，腰髄の損傷（馬尾神経損傷）では種々の程度の弛緩性下肢麻痺をもたらす．以下この3部位各々につき神経障害の正確なレベルを確証するうえで役立つ診察法について述べる．

第3章　頚髄損傷：四肢麻痺

　Tetraplegia, quadriplegia とは周知のごとく四肢麻痺を意味する言葉である．この麻痺は頚椎の病変により生じる．下肢の麻痺は完全麻痺であるが，上肢では損傷レベルに応じて不全または完全麻痺となる．

　四肢麻痺の診断にあたって第1になすべきことは，神経損傷のレベルを決めることと，その損傷程度を明らかにすること（脊髄病変が完全か不完全か）である．神経学的機能回復の予測をたてたり，有効な治療やリハビリテーションの計画をたてたりする前に上記2点を確定しておかなければならない．脊髄機能の回復状況が早ければ早いほど回復の程度はよく，逆に遅ければ遅いほど回復の程度はわるい．この経験的法則は将来歩行が可能であるかどうか，膀胱直腸機能が回復するかどうかの判断に役立つ．

初期に患者は脊髄ショック（機能解離：神経系における突然の機能障害）の状態にあるが，その後何らかの神経回復がおこることがあるので，最初の48時間は2ないし4時間おきに十分な神経学的診察を繰り返し行う必要がある．それによって回復の可能性に対する何らかの回答を見出せるかもしれない．脊髄機能回復の可能性を完全に評価するには，筋力検査，感覚検査，反射の検査を，毎回行わなければならない．

A. 脊髄損傷の高位診断（C3-T1）

　頚髄が完全離断された場合は，下肢は完全麻痺となるが，上肢の麻痺の程度は損傷された神経学的レベルによって異なる．頚髄損傷のあるものでは麻痺は実際には不全麻痺や部分麻痺であったりするが（したがって損傷レベルより下の機能が多少残っていることがある），もっとも重要な問題は損傷レベルを決定することであるので，ここでは完全脊髄損傷の症状について述べる．

　脊髄ショックとそれに随伴する筋の弛緩性麻痺は通常受傷後24時間から3ヵ月続く．その後痙性麻痺の形に変わり，痙縮とクローヌスが生じ，漸次増強する．深部腱反射は亢進し，病的反射が出現するようになる．

1. C3 脊髄損傷の神経学的特徴
C3 健存（C3 は障害をまぬがれている）

　C3 脊髄損傷とは，C3 神経根が障害をまぬがれていて，C4 神経根以下が障害されていることを意味する．C3 脊髄損傷の神経学的高位は，椎体では C3-C4 間に一致するものである（図 3-1）．

a）運動機能
　上肢の運動はまったくみられず，完全な四肢麻痺となる．脱神経と脊髄ショックの結果，筋は弛緩性麻痺となる．脊髄ショックの時期が過ぎると種々な程度の痙縮性反応がおこってくる．横隔膜は主に C4 により支配されているので，患者は自力で呼吸できず，人工呼吸器の助けを借りなければ生存不能である．時に初めは C3 脊髄損傷と思われたものが，のちに C4 は回復し，横隔膜機能が回復することがある．

b）感　覚
　上肢と胸壁前面の乳頭より3インチ（約 7.6 cm）上の線以下では感覚は失われる．

c）反　射
　脊髄ショックの時期ではすべての深部腱反射は消失する．脊髄ショックを過ぎると反射は逆に亢進し，病的反射が現れてくる．

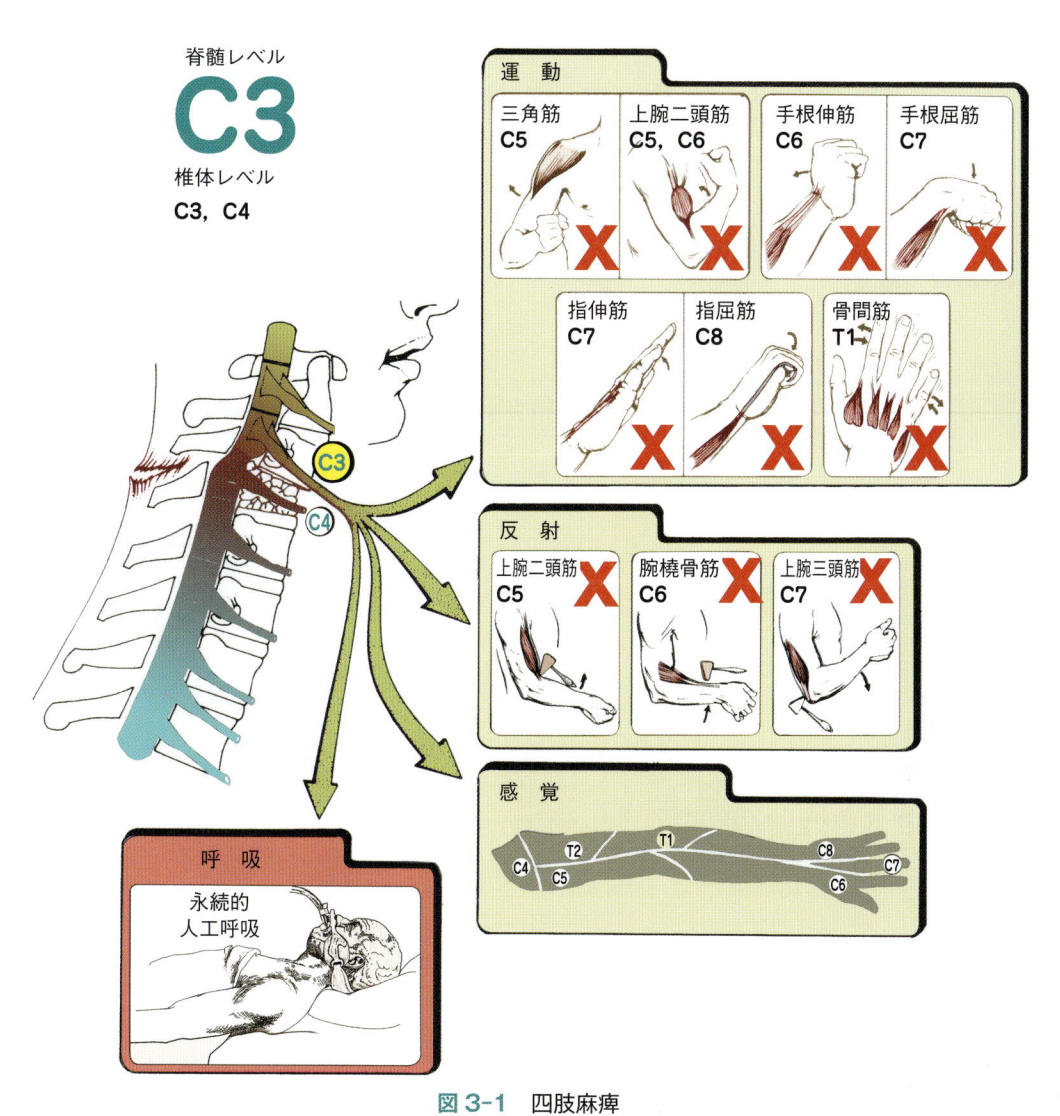

図 3-1　四肢麻痺

C3 脊髄損傷の神経学的特徴.

2．C4 脊髄損傷の神経学的特徴

C4 健存（C4 は障害をまぬがれている）

損傷部は C4-C5 間である（図 3-2）.

a）運動機能

上肢の筋はまったく動かない. C4 は障害をまぬがれているので自発呼吸は可能で，また肩をすくめることができる. しかし，肋間筋と腹筋は効いていないため呼吸予備力は低下しているが，全身の機能も低下しているので，呼吸能力のバランスはとれていることが多い.

b）感　覚

上部胸壁は温存されているが，上肢は完全に脱失している.

c）反　射

初期にはすべての深部腱反射は消失するが，脊髄ショックの時期を過ぎると亢進してくる.

脊髄レベル
C4
椎体レベル
C4, C5

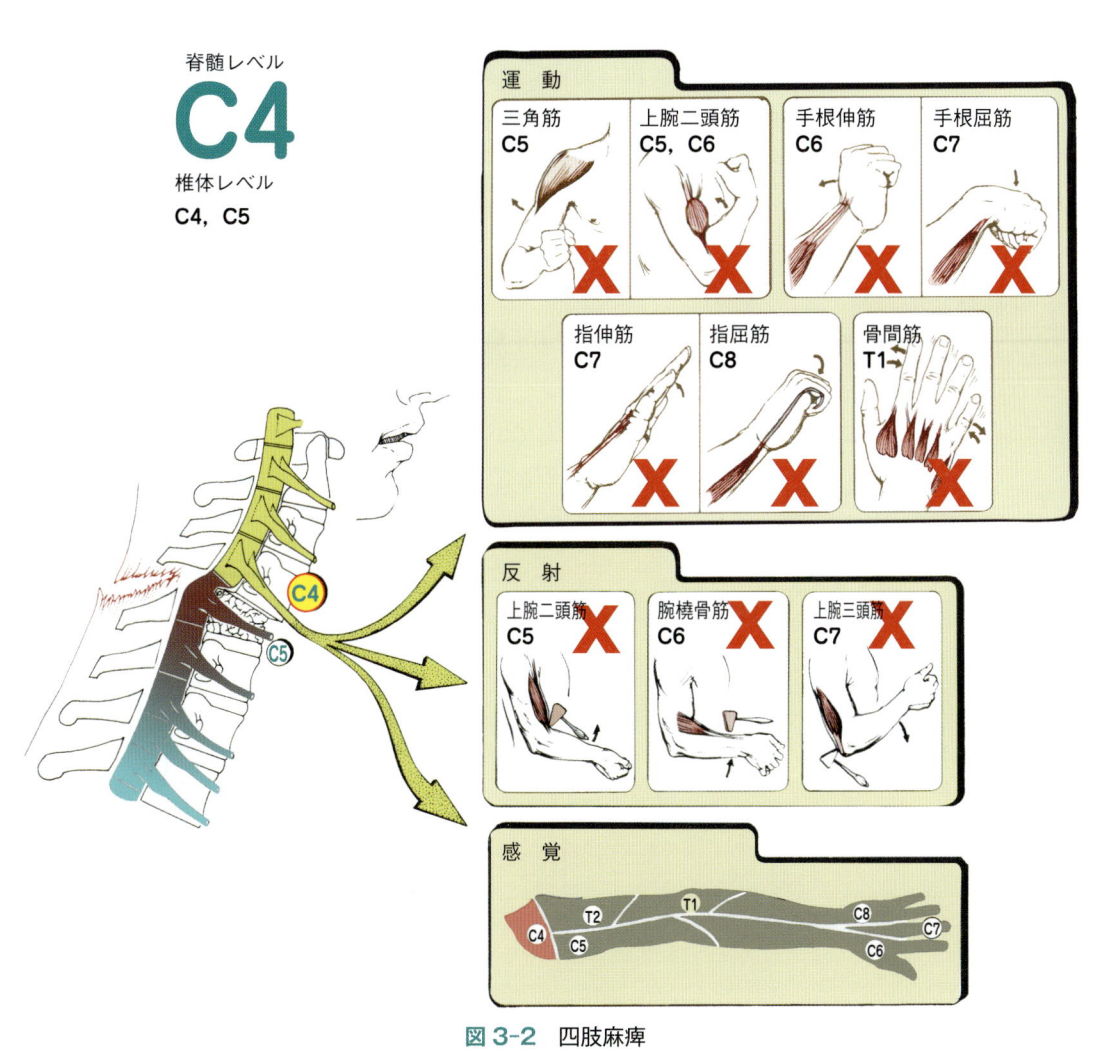

図 3-2　四肢麻痺

C4 脊髄損傷の神経学的特徴.

3．C5 脊髄損傷の神経学的特徴

C5 健存（C5 は障害をまぬがれている）

C5 は腕神経叢形成に関与する一番上位の頚髄であるので，上肢にはある程度運動性が残っている（図 3-3）．

a）運動機能

三角筋と上腕二頭筋の一部は効いている．患者は肩関節の外転，屈曲（前挙），伸展（後挙）が可能で，またある程度肘関節を屈曲することができる．しかしながら，これらの動作を行う筋は通常 C6 神経根からも支配を受けているので，上記の筋の筋力はすべて低下している．患者自身では車椅子をこぐことができず，また呼吸予備力も低下している．

b）感　覚

前胸部の上部と肩から肘付近までの上腕外側部の感覚は正常である．

c）反　射

上腕二頭筋腱反射は主に C5 を介しているので正常または軽度減弱している．脊髄ショックが過ぎ C6 髄節要素が回復すると，この反射は亢進することがある．

脊髄レベル
C5
椎体レベル
C5，C6

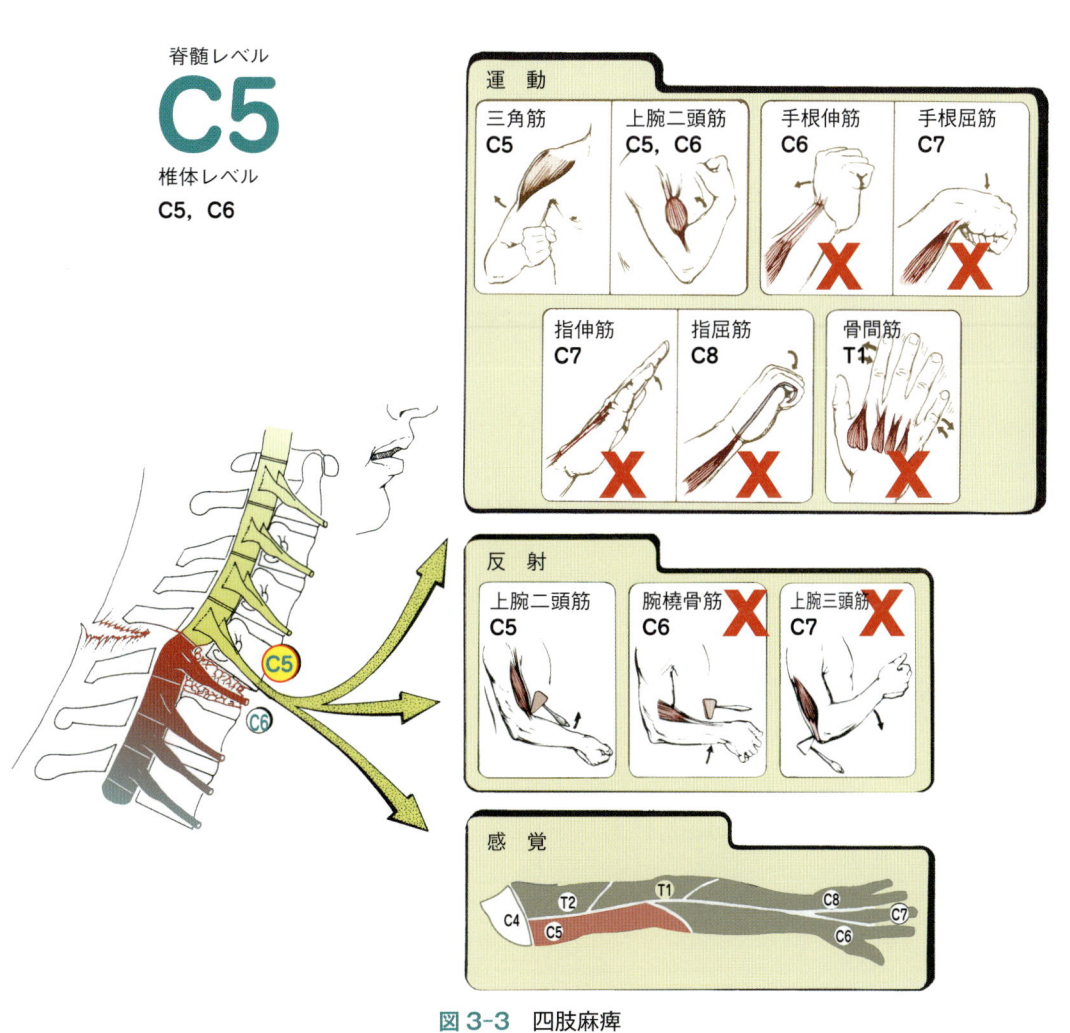

図 3-3　四肢麻痺

C5 脊髄損傷の神経学的特徴.

4．C6 脊髄損傷の神経学的特徴

C6 健存（C6 は障害をまぬがれている）

損傷部位は C6-C7 椎体レベルである（図 3-4）.

a）運動機能

C5 と C6 の両者が正常であるので，上腕二頭筋と肩回旋腱板筋群は効いている.

もっとも遠位で効いている筋は手根伸筋群である．長・短橈側手根伸筋（C6）にはともに神経支配が残っている［尺側手根伸筋（C7）は麻痺している］．患者は肩のすべての動作，肘屈曲，前腕回外を完全に行うことができ，前腕回内と手関節背屈は不完全ながら可能である．手関節背屈は主に長・短橈側手根伸筋によってなされているので手関節背屈力は正常である.

呼吸予備力はやはり低下している．患者は車椅子生活を余儀なくされるが，平坦なところなら車椅子を操作することができる.

b）感　覚

母指，示指，中指の橈側半分を含め，上肢全体外側面の感覚は正常である.

c）反　射

上腕二頭筋腱反射と腕橈骨筋腱反射はともに正常である.

脊髄レベル
C6
椎体レベル
C6, C7

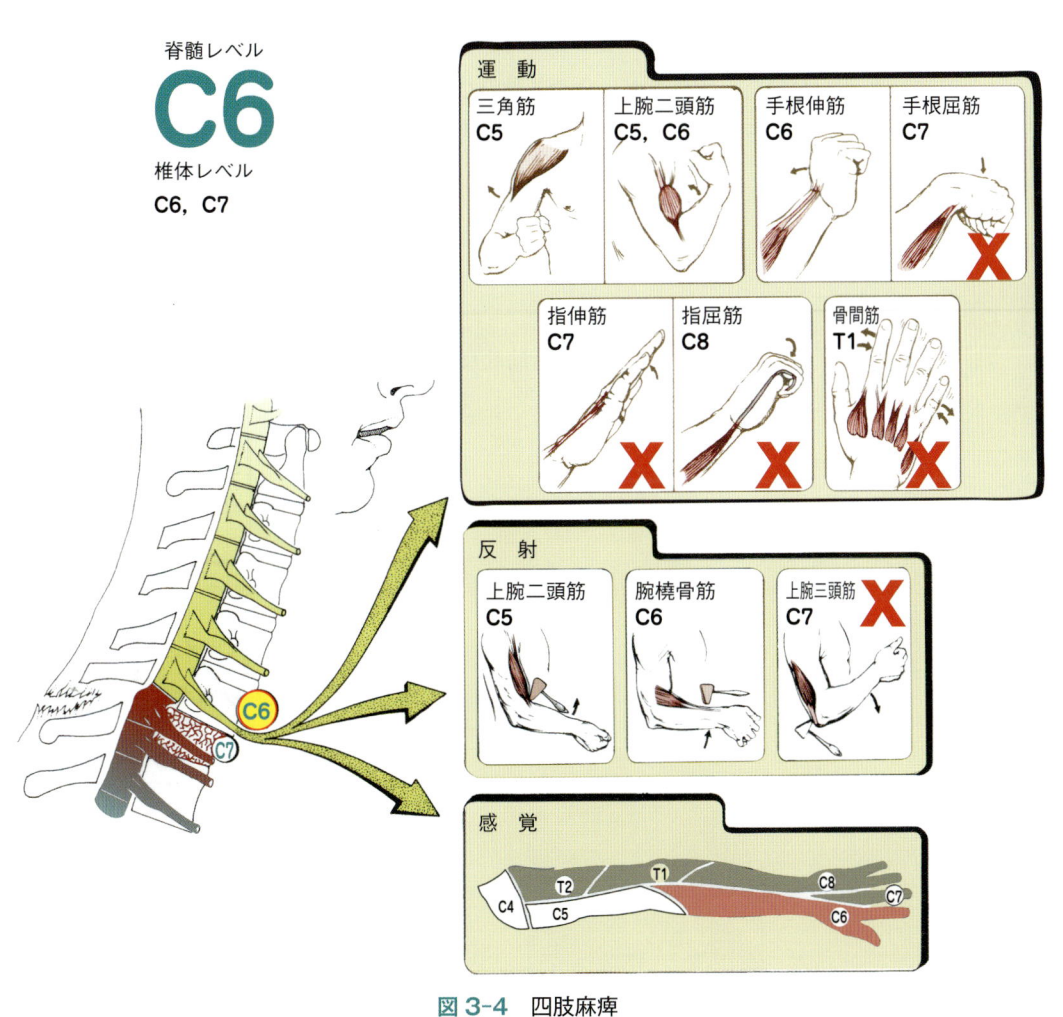

図 3-4　四肢麻痺

C6 脊髄損傷の神経学的特徴.

5．C7 脊髄損傷の神経学的特徴

C7 健存（C7 は障害をまぬがれている）

損傷部位は C7-T1 椎体レベルである（図 3-5）.

a）運動機能

C7 神経根は障害をまぬがれているので，上腕三頭筋，手根屈筋，総指伸筋は効いている．患者は物を把持することはできるが，握力は非常に弱い．患者はやはり車椅子生活を余儀なくされるが，全身運動のため平行棒の中で装具を付けて歩行練習を始めることもある．

b）感　覚

C7 のみにより支配される範囲は狭く，その範囲を正確にマッピングすることはできない．

c）反　射

上腕二頭筋腱反射（C5），腕橈骨筋腱反射（C6），上腕三頭筋腱反射（C7）は正常である．

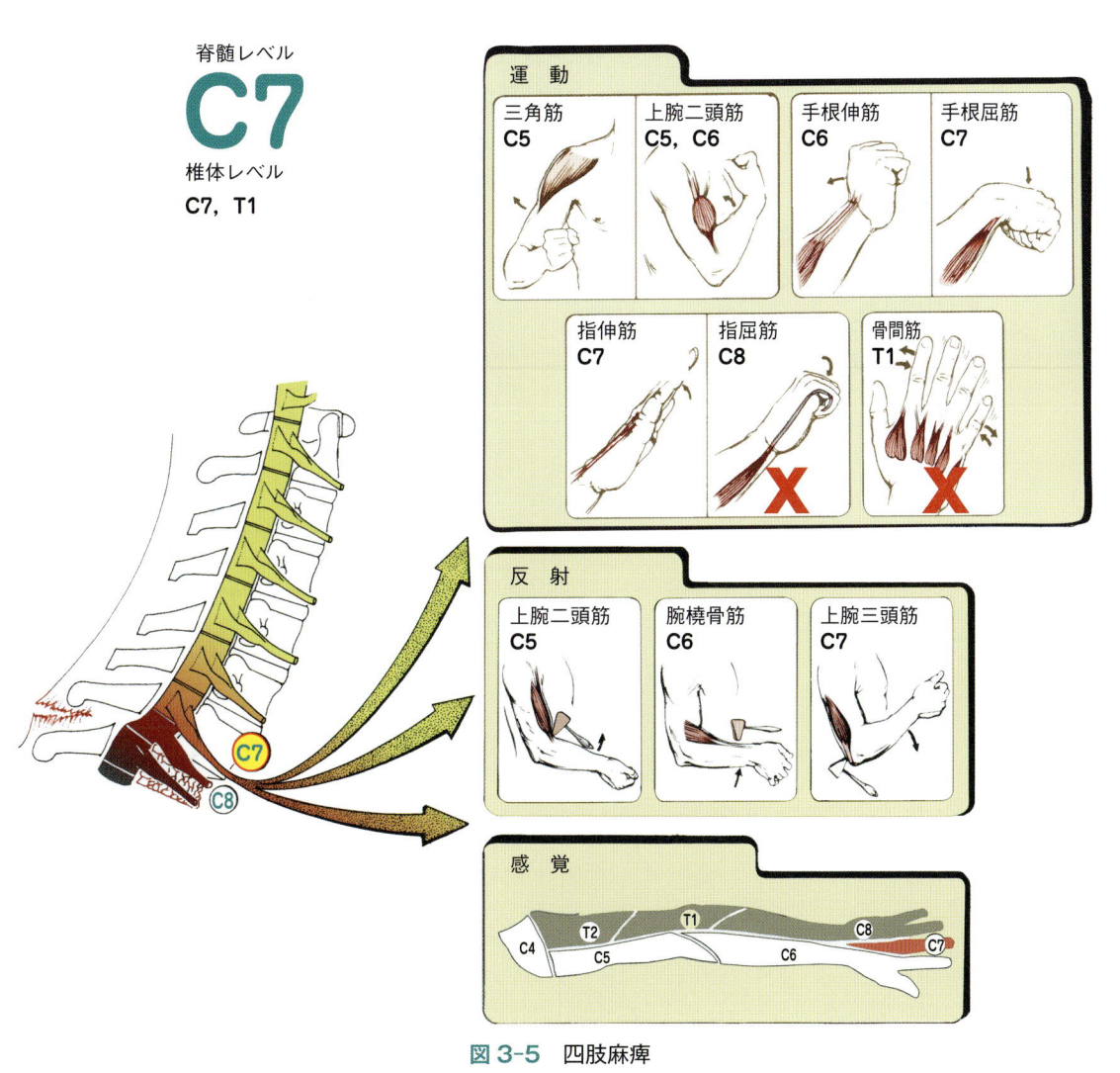

図 3-5　四肢麻痺

C7 脊髄損傷の神経学的特徴.

6．C8 脊髄損傷の神経学的特徴

　　C8 健存（C8 は障害をまぬがれている）

　　　　損傷部位は T1-T2 椎体レベルである（図 3-6）.

a）運動機能

　　　　内在筋以外の上肢のすべての筋は効いている. したがって, 母指, 示指, 中指の指外転, 指内転, つまみ動作を除くすべての上肢の動作は可能である. 手は内在筋劣位（intrinsic minus）, すなわち鉤爪変形のため物を把持することが困難である.

b）感　覚

　　　　上肢の外側面と手全体の感覚は正常である. 前腕内側では肘より数インチ以下の感覚は正常である.

c）反　射

　　　　上肢の反射はすべて正常である.

脊髄レベル
C8
椎体レベル
T1, T2

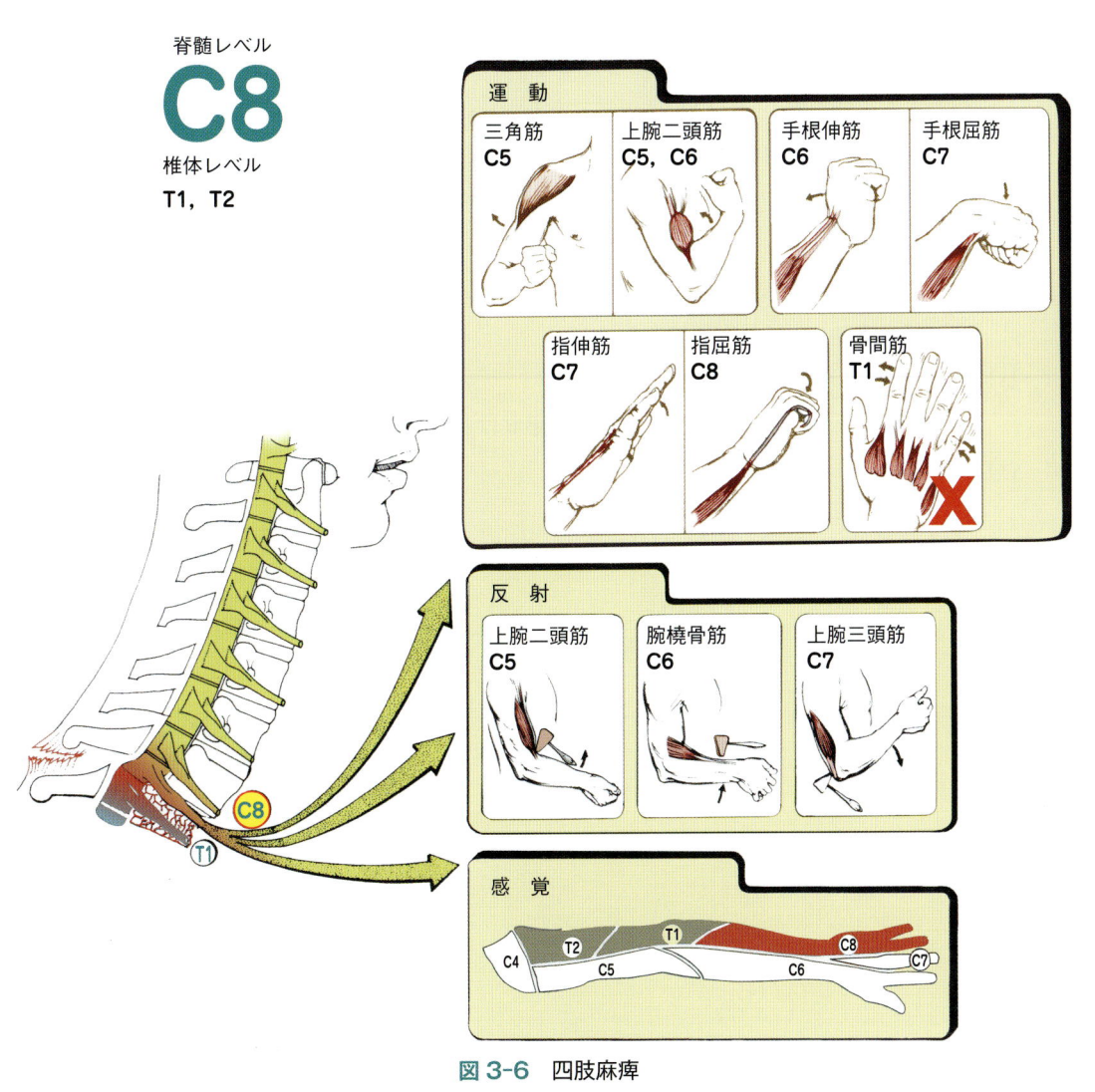

図 3-6　四肢麻痺

C8 脊髄損傷の神経径学的特徴.

7．T1 脊髄損傷の神経学的特徴

T1 健存（T1 は障害をまぬがれている）

損傷部位は T2-T3 椎体レベルである．

a）運動機能

T1 レベルでの損傷では対麻痺となる．上肢機能はすべて正常である．腕神経叢による神経支配（C5-T1）は正常であるが，損傷部での脊髄の損傷度により下肢は不完全または完全麻痺となる．患者は適切な装具を用いればどうにか歩くことができるが，移動にはやはり車椅子のほうが実用的である．T1 の対麻痺患者は松葉杖と装具でひきずり歩行はできるが，助けを借りなければ直立姿勢はとれない．体幹の安定性はなく，歩行には多大なエネルギーが必要である．したがって歩行は実用的でないが，練習としては有用である．

b）感　覚

乳頭線までの前胸部と上肢全体の感覚は正常である．

c）反　射

上肢の反射は正常である．

B．上位運動ニューロン障害時の病的反射

　　四肢麻痺では上下肢に病的反射が認められる．ホフマン（Hoffmann）反射は上肢で誘発される病的反射であるが，それが誘発されるということは上位運動ニューロンに病変があることを意味する．

　　ホフマン反射の検査法は中指の爪をつまんではじく．正常ではまったく何らの反応もみられないが，陽性の場合には母指指節間関節と他の指の近位・遠位指節間関節に屈曲がおこる*（図3-7）．

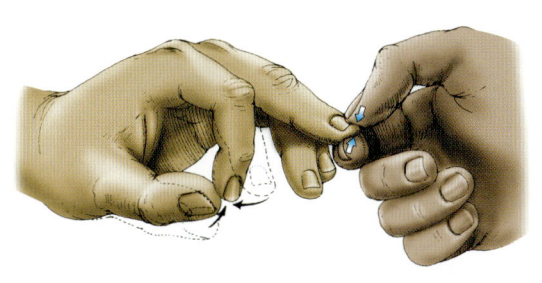

図3-7　ホフマン反射

これは上位運動ニューロン障害があることを示す．

---

*訳者註：この反射はババンスキー反射のような意味での病的反射ではなく，深部腱反射の変法である．

C.　高位診断の臨床応用

1.　頚椎の骨折と脱臼

　　四肢麻痺の主な原因は頚椎の損傷である．損傷型には屈曲損傷（圧迫骨折），過伸展損傷，屈曲-回旋損傷（頚椎椎間関節脱臼）とがある．

　　時に神経学的レベルと骨傷レベルとが一致しないことがある．たとえば，C5-C6間の脱臼骨折の場合に C6 神経学的レベルが麻痺をまぬがれていることがあり，麻痺像は症例ごとに異なっているので，個々の患者をていねいに診察しなければならない．

環椎の骨折

　　環椎骨折すなわちジェファーソン（Jefferson）骨折は，C1 環部の破裂骨折で，一般的には脊髄には圧迫は加わらない．この骨折は通常頭頂部を地面にぶつけて落ちるような転落事故で発生する．患者が生存した場合は，通常，永続的な神経症状はない（図 3-8，9）．

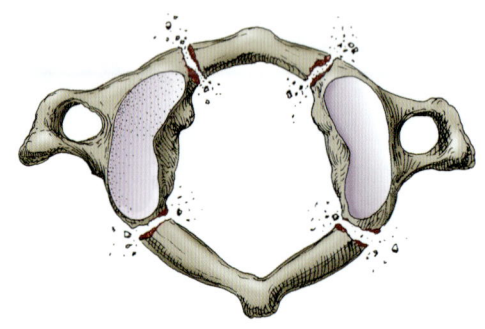

図 3-8　ジェファーソン骨折

C1 環部の破裂骨折.

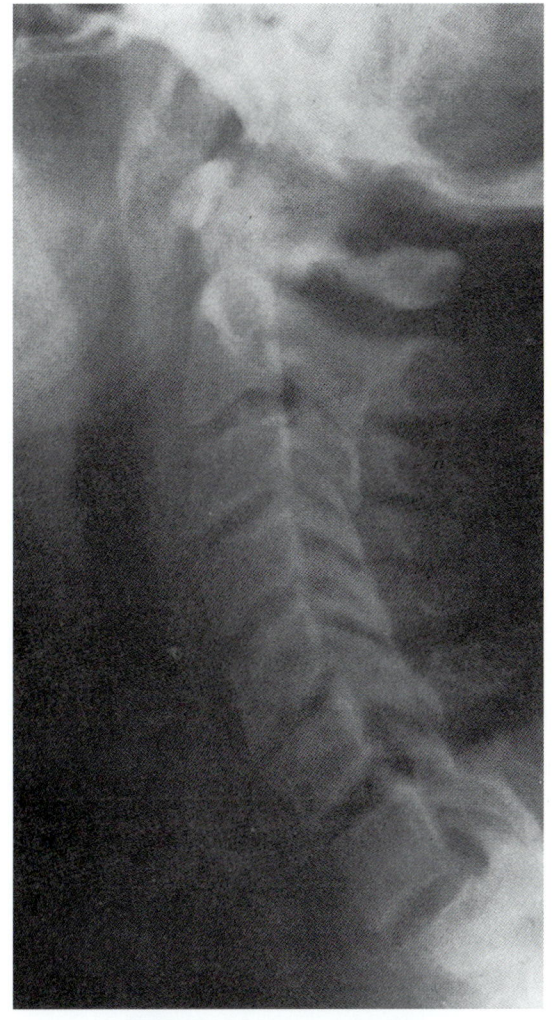

図 3-9　ジェファーソン骨折

軸椎骨折

　　軸椎骨折すなわちハングマン骨折は破裂骨折であり，軸椎体と椎弓部とが分離し，脊髄の圧迫はおこらない．患者が生存している場合は，通常単に一過性の神経症状がみられるのみである（図 3-10，11）．

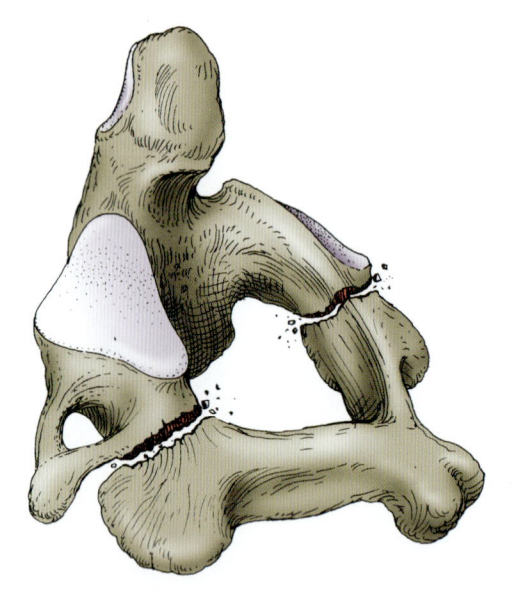

図 3-10　ハングマン骨折（hangman's fracture）

軸椎の椎体と椎弓とが分離する骨折.

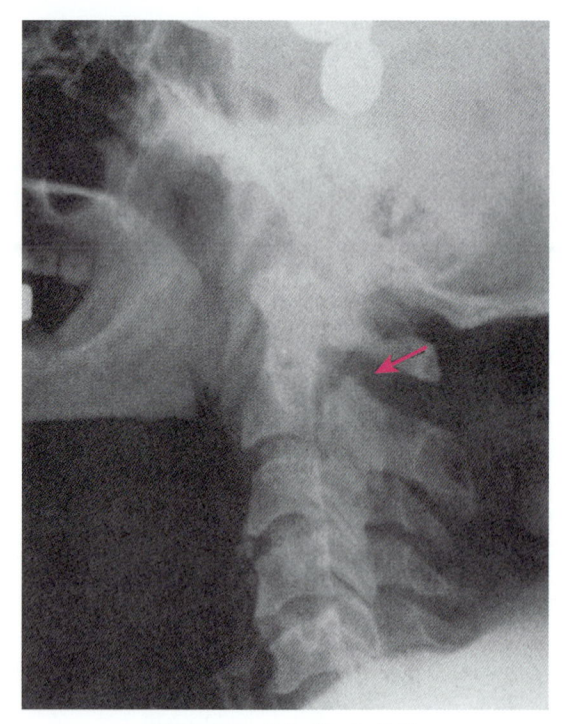

図 3-11　ハングマン骨折

歯突起骨折

　　　歯突起基部での骨折は通常外傷に起因し，患者は多くの場合死をまぬがれる．神経症状は一過性で，どの部位での神経障害か断定できないことがある．時に外傷が高度な場合は死亡する．しかし，この部の脊柱管腔は歯突起がある程度転位しても通常脊髄を圧迫しないほど十分広い（図3-12，13）．

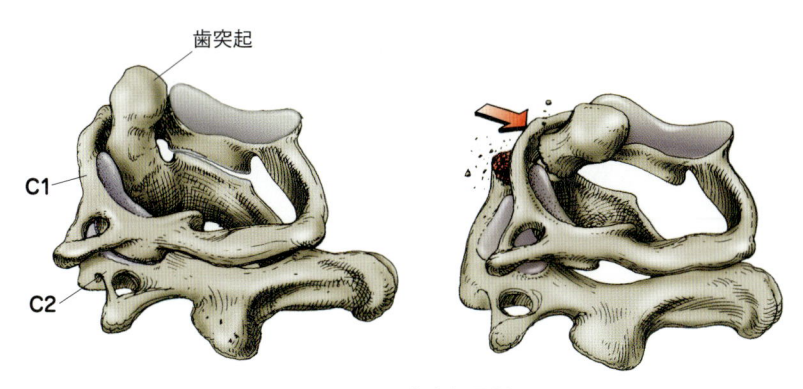

図3-12　歯突起骨折

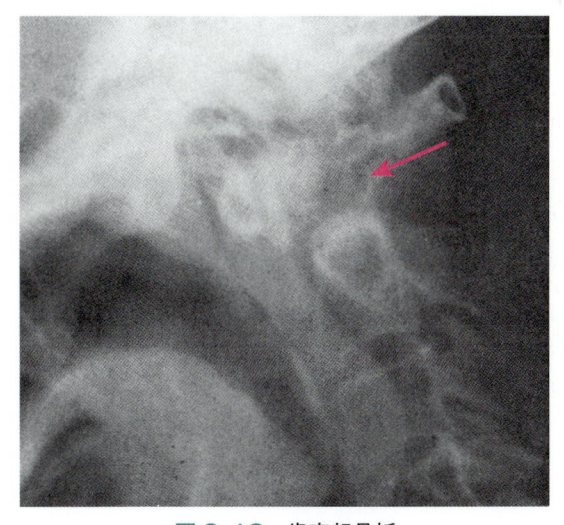

図3-13　歯突起骨折

C3-C7 骨折

圧迫骨折

　　頚部の過屈曲損傷により生じる．長軸方向の外力により椎体の終板がこわれ，椎体が粉砕する．この破裂骨折は頚椎にも腰椎にも生じ，神経根も脊髄自体をも損傷しうる（図 3-14）．C5 の圧迫骨折は頚椎の骨折の中でもっともよくみられる骨折で，腕神経叢を構成する神経根のほとんどを障害し，四肢麻痺をおこすこともある．X 線上，圧迫骨折の診断は容易である（図 3-15）．

頚部の過伸展損傷

　　自動車追突事故による加速損傷などで，頚部に過伸展力が働いてひきおこされる．過伸展損傷は，椎体の骨折をおこす圧迫損傷と異なり，本質的には軟部組織損傷である．通常前縦靱帯は断裂し，脊髄もしばしは傷害される．軟部組織損傷であるので，過伸展損傷は X 線上所見がない場合がある（図 3-16）．

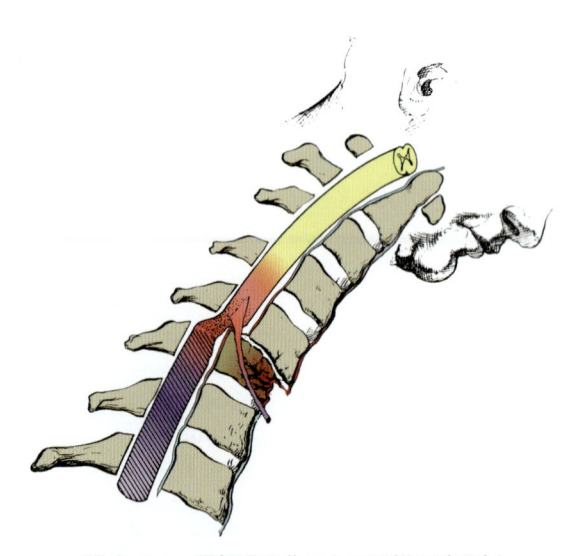

図 3-14　頚部過屈曲による頚椎圧迫骨折

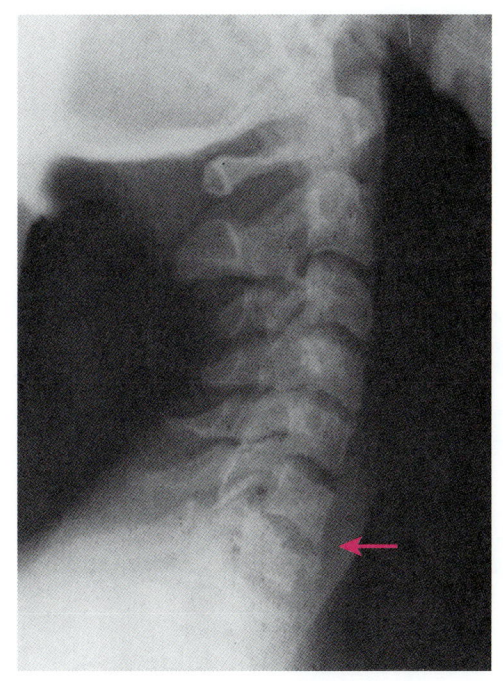

図3-15 C7 圧迫骨折

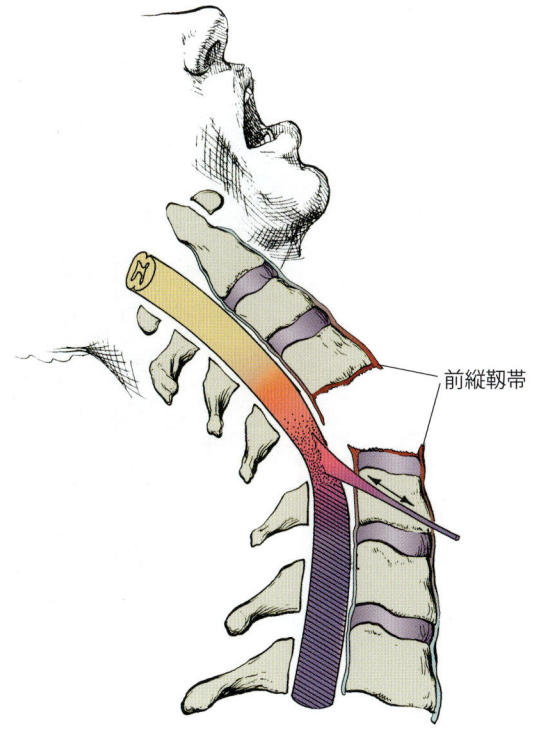

前縦靱帯

図3-16 頚椎の過伸展損傷

頚椎椎間関節脱臼

　　屈曲-回旋損傷により生じ，神経障害をおこすことがある．片側椎間関節脱臼は脊柱管腔と椎間孔の狭小化をもたらす．片側椎間関節脱臼では前方脱臼は通常椎体の50%以下である．それゆえ約75%の症例では，脊髄を圧迫する程脊柱管腔の狭小化をきたさないので，神経症状はみられない（図 3-17～20）．

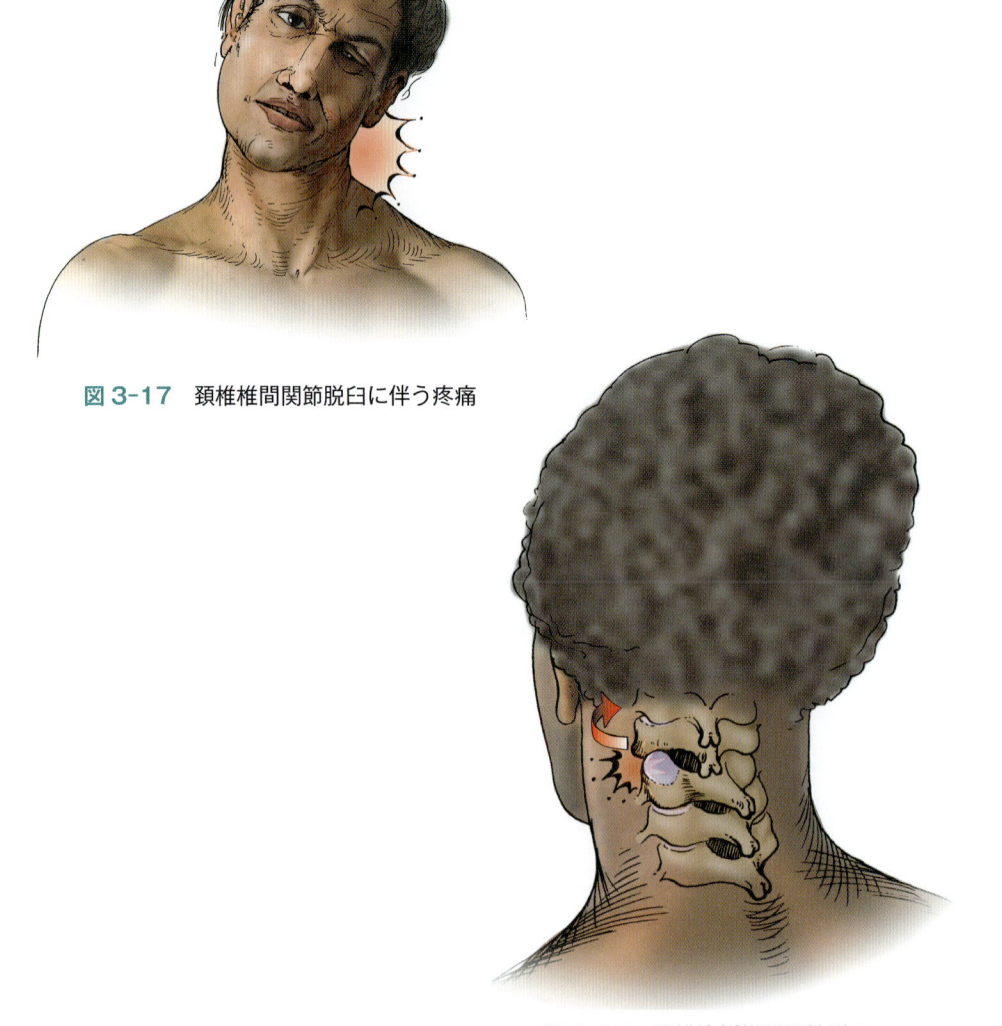

図 3-17　頚椎椎間関節脱臼に伴う疼痛

図 3-18　頚椎片側椎間関節脱臼

(Hoppenfeld, S. : Physical Examination of the Spine and Extremities. Norwalk, CT : Appleton-Century-Crofts, 1976.)

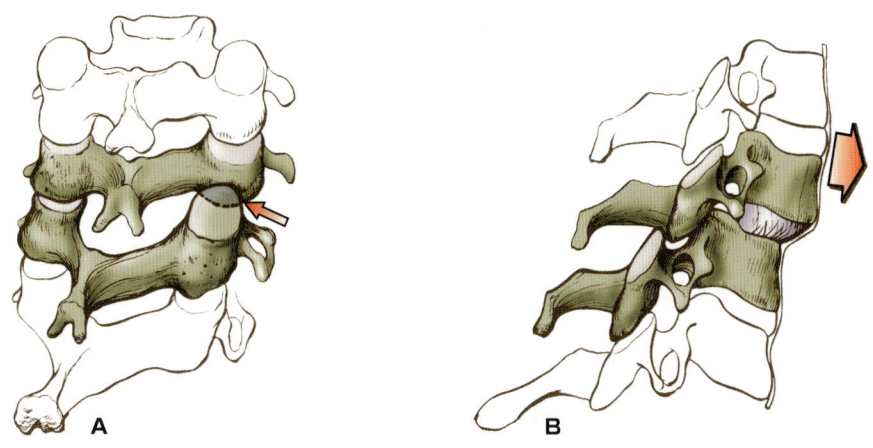

A　　　　　　　　　　B

図 3-19A, B　頚椎片側椎間関節脱臼

前方脱臼は椎体の 50% 以下である.

図 3-20　頚椎片側椎間関節脱臼, 椎体前方脱臼 grade1

頚椎両側椎間関節脱臼

　　両側の椎間関節脱臼のため椎体が 50% 以上前方に脱臼する．そのため片側性脱臼時よりも脊柱管腔はより狭小化する．脱臼の程度がこのように大きいため，約 85% の症例では神経症状を呈する．頚椎の安定性は主に靱帯によっているので，靱帯の断裂をひきおこす両側椎間関節脱臼では，そのままでは脊椎の安定性が正常まで強固に回復することはない．したがって，適切な治療が行われなければさらに，その後，何度も外傷をこうむるたびに損傷を増す可能性が大きく，続発性麻痺をきたす危険性がある．両側脱臼はどのレベルにもおこるが，運動性がもっとも大きい（特殊関節である環軸椎間を除いて）C5-C6 間にもっとも多発する（図 3-21, 22）．

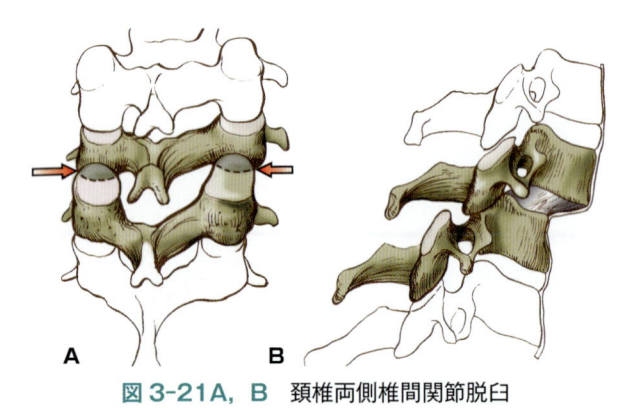

図 3-21A，B　頚椎両側椎間関節脱臼

椎体は 50% 以上前方に脱臼する．

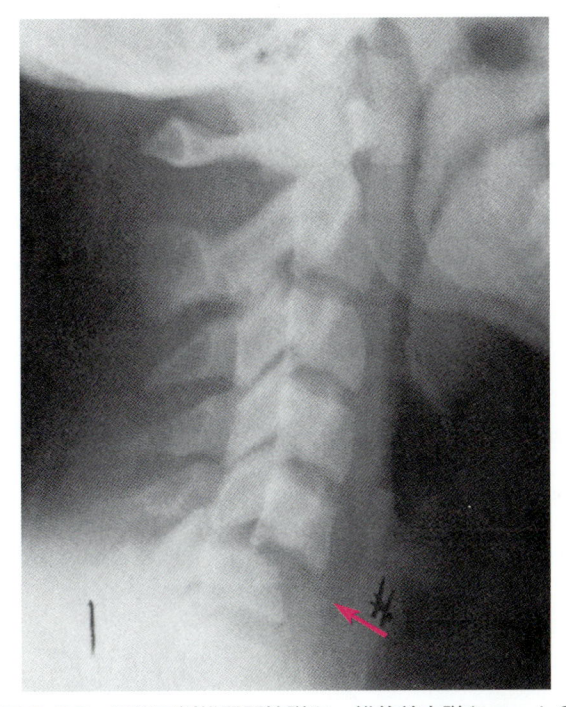

図 3-22　頚椎両側椎間関節脱臼，椎体前方脱臼 grade3

2. 損傷レベルと日常生活動作（ADL）

呼　吸

　　脊髄損傷の項で述べたごとく C3 以上での脊髄完全横断損傷では永久に人工呼吸を行わなければ生存は不可能である．C4，C5 脊髄損傷では種々の程度の呼吸不全をおこし，比較的軽度の肺疾患であっても生命の危険にさらされることがある．

車椅子

　　車椅子を自分で操作するためには少なくとも C6 髄節が温存されていることが必要である．しかしながら，このレベルでは自分一人での車椅子の乗り降りは上腕三頭筋が効いていないので不可能である．移動のために身体を持ち上げるには有用な上腕三頭筋力が必要である．

松葉杖

　　C8 脊髄損傷またはそれ以上の完全脊髄損傷では，松葉杖を強く握るために必要な内在筋が効いていないため，松葉杖は使用できない．松葉杖を用いての実用的歩行は正常歩行よりも 2 倍ないし 4 倍のエネルギーを必要とするのみならず，呼吸予備力も低下しているためさらに困難となる．装具およびその他の支持具を用いて歩行させようとしてもほとんどの場合成功しない．上述したことは完全脊髄損傷の場合のことである．不全脊髄損傷では，その神経脱落症状は種々な型をとるので，各症例に応じそれぞれ評価しなければならない（図 3-23）．

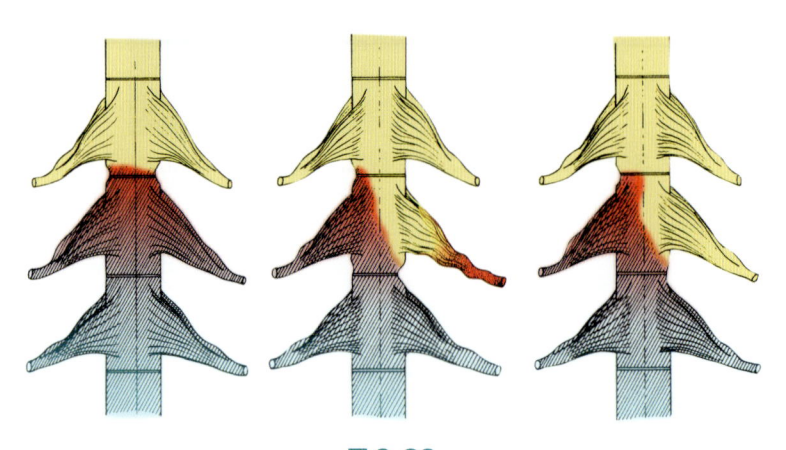

図 3-23

完全損傷時の神経学的所見は個々のレベルの神経組織の損傷形態による．

3．頚椎椎間板ヘルニア

　　頚椎椎間板ヘルニアは神経根の障害をひきおこすが，頚部脊柱管腔は十分広く，脊髄に重大な障害をひきおこすことはなく，四肢麻痺となることはまれである．しかしながら，大きな中心性ヘルニアでは軽度の脊髄障害――上位運動ニューロン障害――が生ずることがある．その場合にはまず下肢の位置覚と振動覚の低下が現れる．より高度の例では膀胱機能障害とともに筋力低下が著明となり，深部腱反射が亢進する．

4．頚椎腫瘍

　　頚髄腫瘍は頚髄の圧迫をもたらす．初発症状は脊椎の局在性疼痛であったり，四肢への放散痛であったりする．多くの場合，腫瘍の存在部位は四肢の神経学的検索により推定できる．たとえば，C6-C7 髄節を障害するような脊髄腫瘍の場合には中指の触覚脱失，上腕三頭筋腱反射消失，指伸筋と手根屈筋の筋力低下がみられる．脊髄の原発性腫瘍では障害高位を正確に決めることは困難である．

　　頚椎椎体の転移性腫瘍はまれではない．乳癌や肺癌はしばしば脊椎に転移する．骨が破壊されると椎体は潰れ，脊椎の屈曲変形が生じ，四肢麻痺となる．通常，損傷部の神経学的高位と X 線所見とは一致する．

5．脊椎カリエス

　　脊椎カリエスは骨の破壊のため突背（gibbus）変形を生じる．脊椎の屈曲変形は終局的には脊髄圧迫，それによる四肢麻痺を生じるが，外傷によるものに比して進行はずっと緩徐である．通常，手術による除圧と抗生物質投与とにより神経学的回復が得られる．

6．横断性脊髄炎

　　横断性脊髄炎は炎症性疾患で，脊髄病変は水平方向に拡がっているが，長軸方向には一髄節，多くても数髄節に限られるものである．炎症が中枢側に波及すると上行性脊髄炎が発症する．

　　横断性脊髄炎はワクチン注射，感染性疾患，外傷後に特発性に急速におこることがある．病変部以下の感覚・運動障害が生じるが，完全触覚脱失はまれである．はじめは弛緩性麻痺であるが，すぐに痙性麻痺となる．

　　障害部の神経学的レベルは感覚，筋力，反射の検査により診断できる．通常感覚脱失の最高位が脊髄病変の髄節と一致する．

第4章　T1以下の脊髄損傷（馬尾神経を含む）

A. 対麻痺

　対麻痺とは両下肢と体幹下部の完全または不全麻痺をいう．原因としては脊椎の外傷によるものがもっとも多いが，種々の疾患，たとえば，横断性脊髄炎，脊髄の嚢腫性病変，ポット（Pott）対麻痺（結核性病変による），そのほかさまざまな原因により生じる．まれに胸椎部側弯症などの矯正手術中に脊髄への血行障害をきたし，それによりおこることもあり，また胸椎椎間板ヘルニアの摘出術中におこることもある．

　馬尾は第1腰椎以下のすべての脊髄神経根から成っている．馬尾はラテン語由来で，馬のしっぽに似ているので，そのように命名されているが，両下肢の完全麻痺をきたすことは少ない．

　ここでの記述は完全麻痺の場合についての所見である．しかしながら，多くの場合は不全麻痺を呈し，その場合，神経学的所見は患者によりさまざまで，診察は注意深く行わねばならない．

1．T1–T12 脊髄損傷の神経学的特徴

損傷高位は筋力と感覚を検査することにより決定する．感覚検査のほうがより簡単で，正確である．

a）運動機能

肋間筋は，腹筋や傍脊柱筋と同様，髄節性支配を受けている．呼吸時の肋間筋の動きを観察することにより神経学的に完全か否かがわかる．すなわち，肋間筋の収縮が認められない場合は，脊髄は損傷されていることを意味する．腹筋や傍脊柱筋も T7-T12（L1）により髄節性支配を受けているので同様に評価できる．腹筋の神経支配が完全か否かを検査する方法としては，腹壁を触れながら患者に半坐位をとるよう命じ，患者が起きあがろうとするときに臍が腹壁四半分のどの方向に動くかを観察する．臍がある一方向へのみ引っ張られた場合は対側の弛緩した筋が麻痺していることを示している（ビーバー徴候）（68 頁，図 2-1 参照）．臍は T10 支配野と T11 支配野の境界線であることを銘記しておくべきである．当然のことながら，胸髄損傷の急性期や脊柱に不安定性がある場合には，このテストは行ってはならない．

b）感　覚

感覚検査は感覚皮膚節図に従って判定する（図 4-1）．感覚支配野の目印を以下に示す．

1. 乳頭線　—T4
2. 剣状突起—T7
3. 臍　　　—T10
4. 鼡径部　—T12

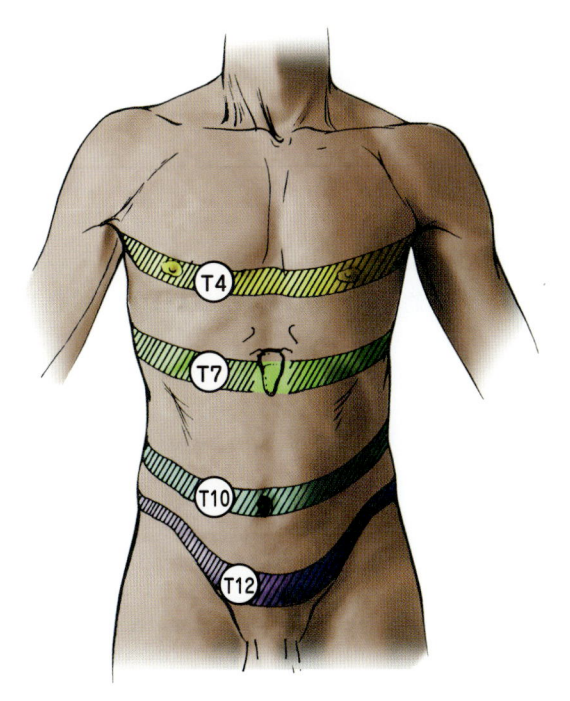

図 4-1　体幹の感覚皮膚節

2．L1 脊髄損傷の神経学的特徴

L1 健存（L1 は障害をまぬがれている）

a）運動機能

腸腰筋（T12, L1-L3）は一部効いているので，ある程度股関節を屈曲することは可能であるが，それ以外両下肢は完全に麻痺している（図 4-2）．

b）感　覚

L1 の皮膚感覚支配野である大腿前面の近位 1/3 の感覚は正常であるが，それ以下の感覚は完全に脱失する．

c）反　射

脊髄ショックの時期には膝蓋腱反射，アキレス腱反射はともに消失する．脊髄ショックの時期が過ぎると両腱反射は亢進してくる．

d）膀胱直腸機能

膀胱機能（S2-S4）は消失し，患者は自動排尿が不能になる．肛門は初期には開いており，表在反射である肛門反射（S2-S4）は消失している．脊髄ショックから回復してくると，肛門括約筋は収縮しはじめ，肛門反射も亢進してくる．

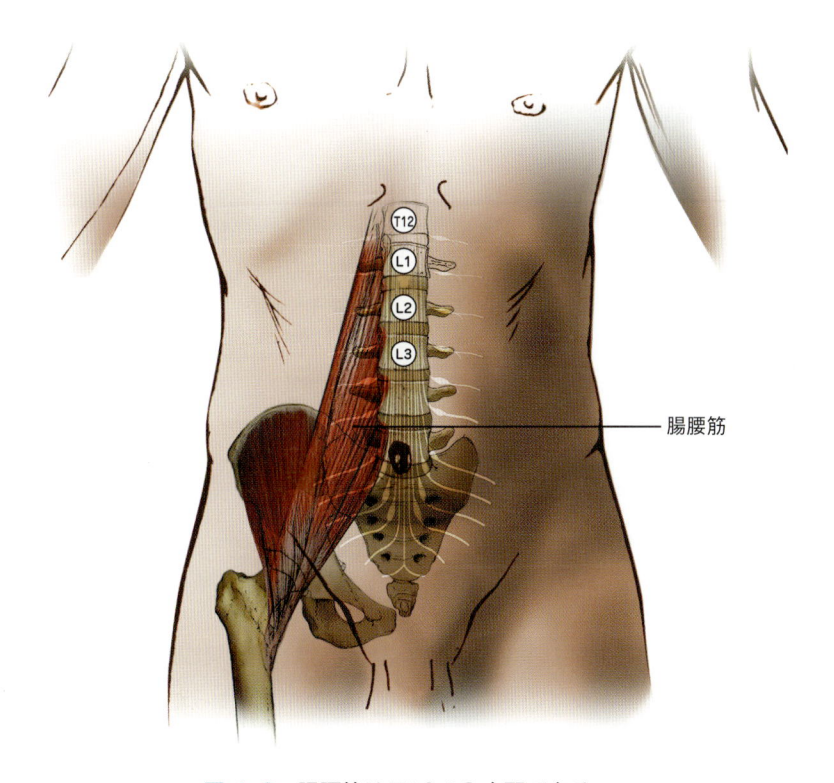

図 4-2　腸腰筋は T12-L3 支配である

3．L2 脊髄損傷の神経学的特徴

L2 健存（L2 は障害をまぬがれている）

a）運動機能

　　　　腸腰筋の神経支配はほぼ完全に残っているので，股関節屈曲は十分可能である．内転筋群（L2-L4）は，一部しか神経支配が残存してないので，筋力は低下している．大腿四頭筋（L2-L4）は部分的には支配されているが，その筋力は臨床的には有用でない．上記以外の下肢筋はすべて脱神経されており，腸腰筋，内転筋群の拮抗筋が消失しているため，股関節は屈曲，軽度内転位をとる．

b）感　覚

　　　　L2 の感覚支配野である大腿前面中 2/3 の感覚は残存しており，それ以下の感覚は脱失する．

c）反　射

　　　　膝蓋腱反射は L2-L4 により支配を受けているが，L2 が関与している割合は少なく，ほとんどの場合，消失している．

d）膀胱直腸機能

　　　　随意支配はまったく失われている．

4．L3 脊髄損傷の神経学的特徴

L3 健存（L3 は障害をまぬがれている）

a）運動機能

　　　　腸腰筋，内転筋群は効いている．それに加えて大腿四頭筋（L2-L4）は軽度の筋力低下はあるが，かなりの筋力を有する．他の筋群はまったく効いていない．その結果，股関節は屈曲，内転，外旋傾向をとるが，膝関節は伸展位のままである．

b）感　覚

　　　　膝の高さまでは正常である（L3 の皮膚感覚節）．

c）反　射

　　　　膝蓋腱反射（L2-L4）は認められるも減弱している．アキレス腱反射は消失している．

d）膀胱直腸機能

　　　　随意性はない．

5．L4 脊髄損傷の神経学的特徴

L4 健存（L4 は障害をまぬがれている）

a）運動機能

大腿四頭筋筋力がまったく正常である点を除けば，股関節，膝関節の筋力は L3 脊髄損傷の場合と同じである．下腿筋で効いているのは前脛骨筋（L4）のみであり，足関節の背屈，内反位をとる．

b）感　覚

大腿全面に加えて下腿，足の内側面にも感覚を有する．

c）反　射

膝蓋腱反射（主に L4）は正常であるが，アキレス腱反射（S1）は消失したままである．

d）膀胱直腸機能

随意性はない．

6．L5 脊髄損傷の神経学的特徴

L5 健存（L5 は障害をまぬがれている）

a）運動機能

大殿筋は L5，S1-S2 支配であるため，麻痺しており，股関節はやはり屈曲位である．中殿筋（L1〜S1）はある程度効いているため，内転筋群の拮抗筋として働く．大腿四頭筋は正常である．

膝屈筋群は一部効いている．内側ハムストリング（L5）は効いているが，外側ハムストリング（S1）は効いていない．

足関節背屈・内反筋は効いている．しかし，足底屈・外反筋が効いていないため足は踵足（背屈）変形をきたしやすい．

b）感　覚

足の外側部および足底部を除いては，下肢の感覚は正常である．

c）反　射

膝蓋腱反射は正常であるが，アキレス腱反射はやはり消失したままである．

d）膀胱直腸機能

膀胱機能，直腸機能はともに随意性はない．

7．S1 脊髄損傷の神経学的特徴

S1 健存（S1 は障害をまぬがれている）

a）運動機能

大殿筋がやや弱いことを除けば股関節周囲筋の筋力は正常である．膝伸展・屈曲筋群は正常である．ヒラメ筋，腓腹筋（S1，S2）は弱く，内在筋の筋力が弱いため，趾は鉤爪趾変形をきたす（S2，S3）．

b）感　覚

下肢の感覚は正常であるが，肛門周囲の感覚は脱失している．

c）反　射

膝蓋腱反射は正常である．アキレス腱反射も S2 はほとんど関与していないので正常である．

d）膀胱直腸機能

まだ随意性は失われたままである．

B．上位運動ニューロン障害時の反射

1．病的反射

　　対麻痺の場合には，下肢にババンスキー（Babinski）反射，オッペンハイム（Oppenheim）反射などの病的反射がみられる．それらがみられる場合は上位運動ニューロンの障害を示す．

a）ババンスキー反射

　　先のとがった器具で足底をこすることによって足底反射を誘発する検査法で，足底を踵のほうから足外側縁に沿ってこする．正常で，この反射が陰性の場合には趾は底屈する．母趾が背屈し，他の趾が散開する場合を反応陽性とする（ババンスキー反射）（図4-3）．この徴候は上位運動ニューロンの障害——皮質脊髄路が障害されたこと——を意味する．障害部の高位確定にはこの徴候と，他の神経学的所見をあわせ考えて決定する．乳幼児では，正常でもババンスキー反射が陽性に出る．しかし，生後12～18ヵ月にみられなくなる．

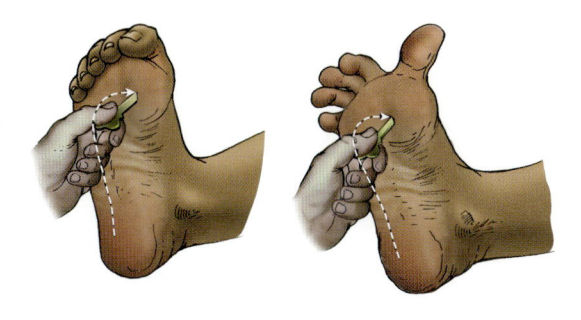

図4-3　ババンスキー反射

b）オッペンハイム反射

　　検者の指で脛骨稜に沿ってこすり検査する．正常ではまったく無反応か，あるいは痛みを訴えるのみである．病的状態では足底刺激と同様，母趾が背屈し，他の趾は散開する（オッペンハイム反射）（図4-4）．オッペンハイム反射はババンスキー反射ほど信頼のおける検査法ではなく，ババンスキー反射陽性の場合にさらに確認する意味で用いるべきである*.

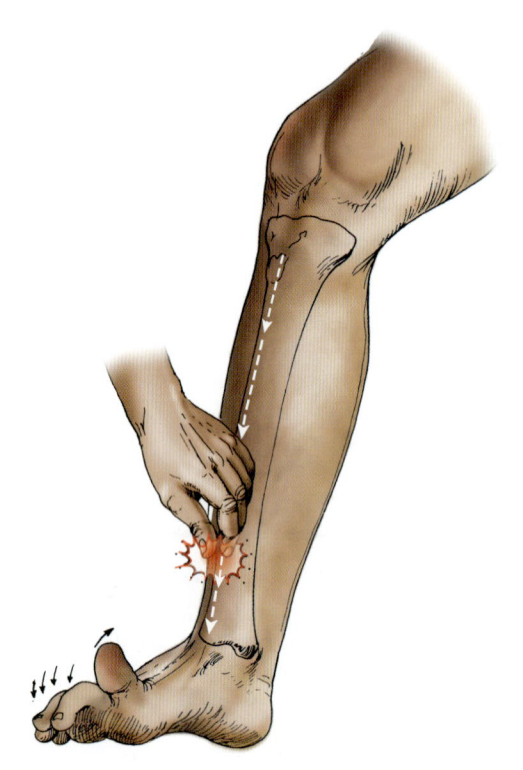

図4-4　オッペンハイム反射

---

*訳者註：そのほか，Gordon，Schaefer，Gonda，Chaddock，Stransky などの類似反射が数々命名されているが，いずれもババンスキー反射の確認の意味しかもたず，その拡大反射にすぎない．

2．正常の表在反射

a）挙睾筋反射

　　挙睾筋反射の消失は反射弓の障害，あるいは上位運動ニューロンの障害を意味する．しかし，病的反射（ババンスキー反射またはオッペンハイム反射）が出現するうえに挙睾筋反射が消失している場合は上位運動ニューロンの障害を強く疑わせる．

　　挙睾筋反射を誘発するには診察用ハンマーの柄のとがった先で大腿近位部の内面をこする．反射が正常の場合は同側の陰嚢が挙睾筋（T12 支配）の収縮により上方へ引っ張り上げられる．もし挙睾筋反射が片側のみ消失している場合は，L1-L2 間の下位運動ニューロンの障害が疑われる（図 4-5）*．

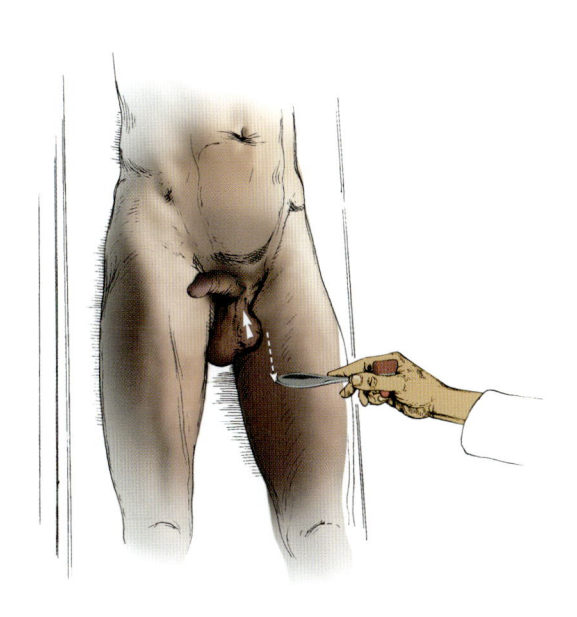

図 4-5　挙睾筋反射

(Hoppenfeld, S. : Physical Examination of the Spine and Extremities. Norwalk, CT : Appleton-Century-Crofts, 1976.)

＊訳者註：挙睾筋反射は腹壁表在反射の一部と考えてよい．

C. 高位診断の臨床応用

1. 脊髄損傷診断補遺

a）完全損傷か不全損傷か

　　損傷脊髄が回復するかどうか，回復するとすればどの程度まで回復するかは，完全損傷であるかあるいは不全損傷であるか，いいかえれば完全断裂であるか不全断裂であるか，あるいは圧挫程度によるものかによって決まる．受傷から24時間たってもまったく回復の徴候がない場合は完全損傷とみなしてよく，機能回復は望めない．正確な診断を下すには完璧な神経学的診察が必要である．しかしながら，もし初期においてわずかでも機能の回復がみられれば，おそらく不全損傷であり，終局的にはさらに回復が望まれる．回復が1髄節以上おこってくれば上記のように診断できるが，ただ単に1髄節のみの回復の場合は損傷部位の神経根が部分損傷を受けていたか，あるいは圧挫のみにとどまっていたのだろうと推定される．このように1髄節のみの回復は脊髄の完全損傷か不全損傷かの決め手にはならない．この1本の神経根の回復は脊髄損傷部の直上髄節の神経根の障害（脊髄損傷ではなく）であったためと考えたほうがよい．そのような損傷では筋力の回復はいつでもおこりえ，神経根の回復はたとえ受傷後6ヵ月経過していてもおこりうる．

b）仙髄健存（sacral sparing）

　　脊髄損傷において回復がおこりうるかどうかのもっともよい指標としては仙髄部機能が温存されているかどうかをみるのがよい．その理由は，仙骨神経は解剖学的に脊髄の周辺部を走行しており，その機能が残っているときには部分的あるいは完全に損傷よりまぬがれていることを意味するからであり，仙髄部機能が温存されているということは脊髄自体の不全損傷を意味している．したがって，膀胱直腸機能とともに筋力が部分的あるいは完全に回復する可能性が大きい．

　　仙髄部機能が健存しているかどうかは，以下の筋力，感覚，反射の 3 検査により調べることができる．

　　1.　母趾屈筋の徒手筋力検査（S1 支配）

　　2.　肛門周囲の感覚検査（S2-S4）

　　3.　肛門括約筋の反射（S2-S4）

　　膀胱直腸機能は仙髄神経（S2-S4）により支配されているので，上記 3 つの検査を行えば仙髄がどの程度健存しているか，さらにはどの程度機能回復がおこりうるかを知る有力な手がかりとなる（図 4-6）．

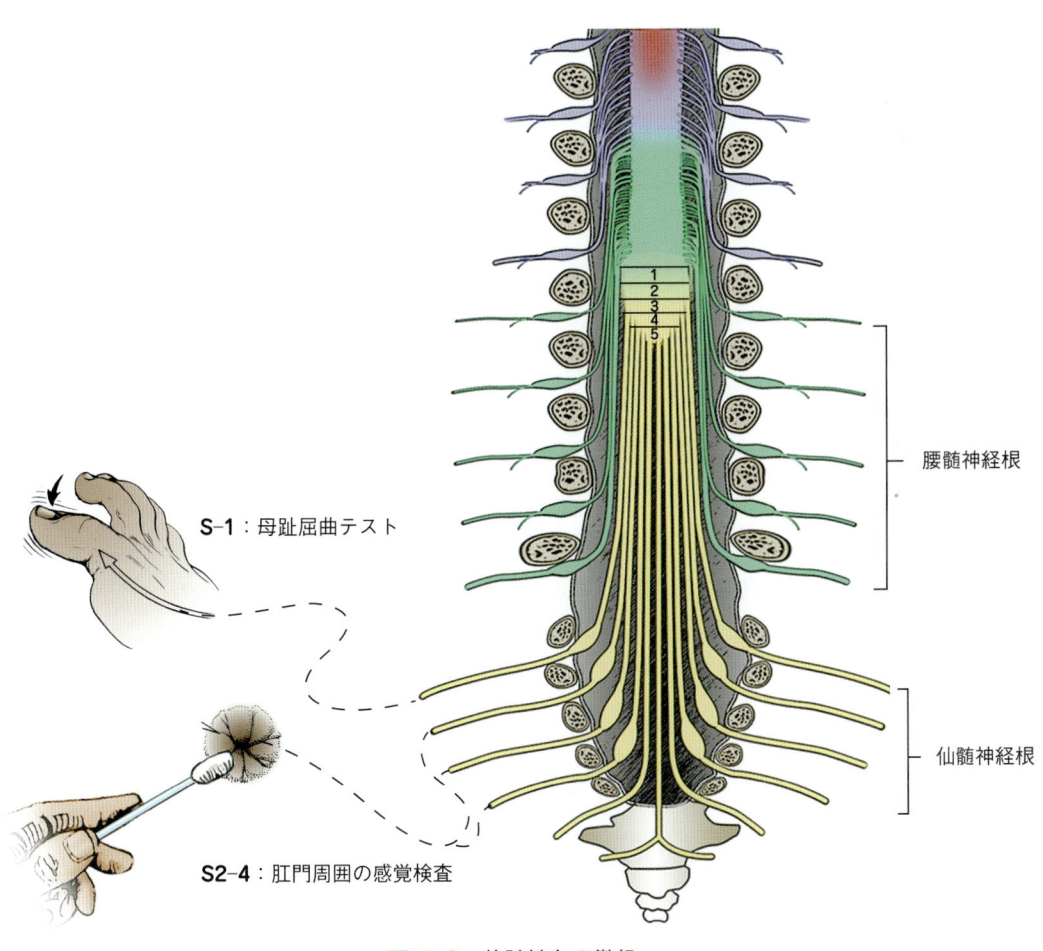

S-1：母趾屈曲テスト

S2-4：肛門周囲の感覚検査

腰髄神経根

仙髄神経根

図 4-6　仙髄健存の徴候

c）弛緩性，痙性

　　四肢麻痺，あるいは対麻痺となった受傷直後には脊髄ショックという状態を呈し，損傷部以下の脊髄により支配されている反射はすべて消失する．脊髄ショックの結果，損傷部ならびにそれ以下の髄節により支配を受けるすべての筋および膀胱は**弛緩性麻痺**におちいる．脊髄ショックは受傷後24時間から3ヵ月の間に漸次回復し，一部あるいはすべての麻痺筋は弛緩性麻痺から**痙性麻痺**に変わってくる．痙性が出現する理由は，大脳中枢からの脊髄長索路を介する支配は断たれるにもかかわらず個々の筋の反射弓は解剖学的には無傷のまま残存しているためである．脊髄ショックの間は反射弓は機能していない．しかし，脊髄ショックから回復すると大脳からの抑制または制御機構は消失したままであるが，反射弓は機能しはじめ，その結果筋の痙性あるいはクローヌスが出現する．したがって，初期には消失していた深部腱反射も脊髄ショックから回復するにつれ亢進してくる．痙性が出現すると，たとえば，膀胱，直腸の排泄の補助となるなど機能上有用なこともある．

d）歩行機能の予後について

　　胸髄損傷で，しかも完全損傷であれば，その損傷レベルがどこであろうと同様の障害を呈する．すなわち，胸髄はT1を除いて四肢は支配していないので，どの髄節の障害でも完全損傷であれば対麻痺を呈する．したがって，胸髄損傷の高位診断には体幹の感覚支配を調べるのが重要な診断法で，腹筋の筋力をみる方法は補助的な検査法である．患者の将来の行動能力を予測するにあたっては，リハビリテーションのさい，坐位，起立，歩行バランスの助けとなる腹筋，傍脊柱筋の機能を評価しておくことが重要である．その理由は，これらの筋は髄節区分がはっきりしているからである．

T1-T8

　　一般にT1-T8間の対麻痺患者では車椅子を使う限り日常生活動作はすべて可能であるが，T1-T4脊髄損傷の場合は床からの立ちあがりや車椅子の縁石のりこえ動作などの複合動作はかなりの困難を伴う．

T6

　　T6の対麻痺患者では，上肢および胸部の筋力は十分なので，胸部ベルトを用いれば身体を支えることができる．

T9-T12

　　T9-T12間の対麻痺患者の場合は，長下肢装具と松葉杖を用いれば独立歩行が可能である．

L1-L3

　　L1-L3間の対麻痺患者では骨盤の支持性はよいので，患者が望めば長下肢装具と杖もしくはロフストランド杖により独歩が可能である．

L4-S2

　L4-S2 間の対麻痺患者においては短下肢装具と杖を使用することにより車椅子は不要である．日常生活動作はすべて自由に行える．

　対麻痺は T1-L1 間のいずれの病変でも生じるが，もっとも多いのは T12-L1 間である．T12-L1 間の椎間関節は腰椎部の特徴をもっており，関節面は矢状面を向いている．それに比し他の胸椎間では胸椎椎間関節の特徴として関節面は前額面を向いている（図 4-7）．したがって，矢状面を向いている T12-L1 間の椎間関節では前額面を向いている他の胸椎間に比べてより屈曲動作が可能である．さらに他の胸椎間では胸郭により動きがいっそう制限されている．これらの結果，T12-L1 間は動きの中心となって応力が集中するため，より大きな外力が加わりやすく，麻痺の原因となる骨折をおこしやすい（図 4-15 参照）．

　この部では脊柱管腔は非常に狭いので，軽度の脱臼でも脊髄を直接圧迫することとなり，神経損傷は必発である．過度の屈曲や回旋が胸椎部脱臼骨折の原因であり，通常対麻痺をきたす．

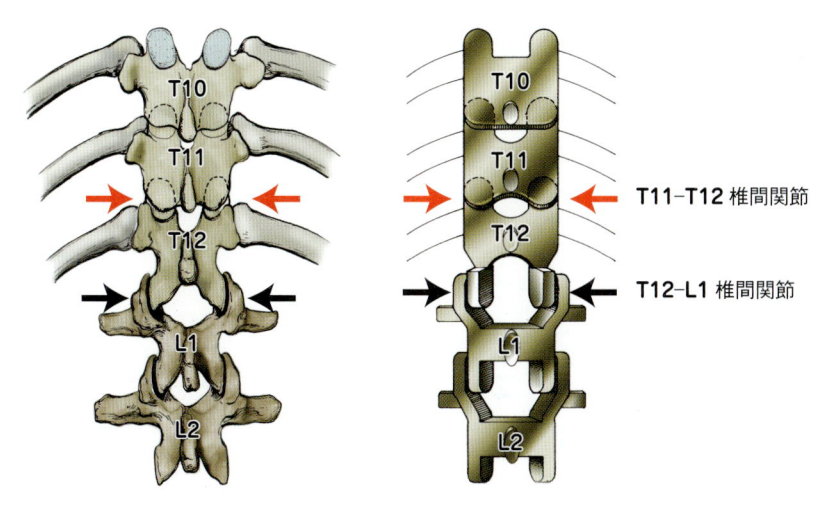

図 4-7　胸椎と腰椎における椎間関節の解剖学的構造の違い

e）膀胱直腸機能の予後について

　　四肢麻痺，対麻痺の患者にとっては膀胱直腸機能が正常に回復して，カテーテルを必要としない状態を得ることはきわめて重要なことである．カテーテルによらなければ排尿できない状態では膀胱は繰り返し感染の危険にさらされ，また，過度な自律神経異常反射（末梢性刺激，とくに膀胱膨満により誘発される）は発作性高血圧，徐脈や体温調節を伴わない発汗の原因となる．仙髄がどの程度健存しているかを調べることにより，どの程度機能回復がおこりうるかを推定することができる．通常，膀胱の神経支配とその中枢機構が温存されていれば排泄機能は急速に正常に回復する．たとえ一部に機能障害があっても遺残する神経障害は訓練により補うことができ，かなり急速に有用な機能を得ることができる．

不全損傷

　　不全損傷でも種々の程度の膀胱直腸障害をきたしうる．母趾の自動屈曲が可能で，肛門周囲の感覚が正常で，しかも肛門括約筋の随意収縮が認められれば，膀胱直腸を支配する全仙骨神経はおそらく温存されており，随意的な膀胱直腸機能は通常数日以内で急速に回復する（図4-6）．

　　肛門周囲の感覚は正常に保たれているが，肛門括約筋の随意収縮が認められない場合には，仙髄は部分的に損傷を受けており（部分的仙髄健存），膀胱直腸機能は一部しか回復しない可能性がある．

完全損傷

　　仙髄健存がなく完全損傷の場合には膀胱直腸機能は大きな障害を受ける．まず，母趾の屈曲が不能で，肛門周囲の感覚は脱失し，括約筋の随意収縮がみられない．これらは膀胱直腸機能の中枢支配が恒久的に失われていることを意味する．ついで，肛門括約筋反射（肛門瞬目：肛門が急速に閉じたり，開いたりすること）や球海綿体反射（亀頭部をつまみ刺激を加えると肛門括約筋が収縮する）（図 4-8）が存在する場合があり，この場合は膀胱および直腸の反射支配は保たれていることを示す．膀胱は反射により収縮できることが期待でき，直腸は糞便やグリセリン浣腸の刺激によって反射がおこり，排便することができるであろう．

　　弛緩性膀胱，便秘，あるいは腸閉塞をきたす初期の脊髄ショックの時期が過ぎてもなおかつすべての反射が消失していることはまれである．弛緩性膀胱では反射性収縮がおこらないので導尿もしくは下腹部の用手圧迫による排尿が必要である．排便は浣腸，濃厚便の場合は用手摘便が必要である．弛緩期が過ぎると膀胱は反射性に収縮しはじめ，患者は反射を利用する訓練により排尿ができるようになる．

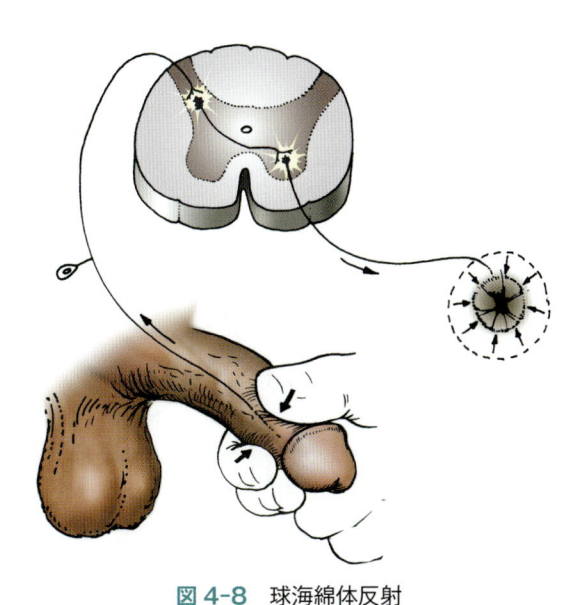

図 4-8　球海綿体反射

2．胸椎椎間板ヘルニア

　　胸椎は肋骨，胸骨と連結しているため構築上より安定性をもっているという利点がある．動きが少ないということは椎間板ヘルニアや骨折をおこす頻度が少ないということであり，当然神経障害の出現頻度も少ない．それゆえ胸椎部の椎間板ヘルニアは頚椎や腰椎に比べてまれである．

　　腰椎あるいは頚椎椎間板ヘルニアは通常**神経根**の障害をおこすが，胸椎部では**脊髄**症状が出現する．胸椎脊柱管腔は硬膜外腔がほとんどないので，比較的小さな椎間板の突出でもかなりの神経症状をひきおこす（図 4-9）．臨床上胸椎椎間板ヘルニアの診断は頚椎や腰椎の椎間板ヘルニアに比べむずかしい．筋力，腱反射，感覚と膀胱直腸機能を調べることは高位診断の一助とはなるが，診断確定には MRI が必須である．時として胸椎椎間板ヘルニアによっても対麻痺がおこるので注意を要する．

　　筋力低下はおこるが，それは筋節や神経学的範囲に必ずしも一致するわけではない．近位筋，遠位筋はともに侵され，下肢筋力低下は片側性であることも両側性におこることもある．下腹部の腹筋力が弱い場合が多く，その場合にはビーバー徴候（68頁，図 2-1 参照）により診断できる．運動麻痺は軽度の不全麻痺から完全対麻痺までさまざまな様相を呈する．上位運動ニューロンの障害時に予想されるように，多くの場合，筋緊張が亢進している．

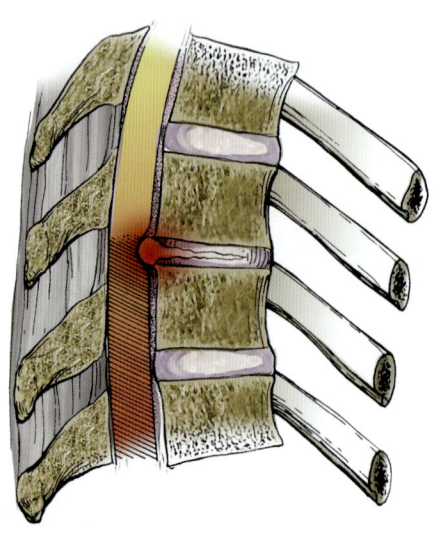

図 4-9　胸椎椎間板ヘルニア

a）感　覚

検査により感覚障害の範囲を決めることができる．通常，感覚障害は MRI により確認された椎体レベルより 1 つないし 2 髄節下からはじまる．

b）反　射

深部腱反射

膝蓋腱反射，アキレス腱反射は亢進する．

表在反射

腹壁反射，挙睾筋反射は消失する．

病的反射

ババンスキー反射，オッペンハイム反射は通常陽性である（図 4-3, 4）．

c）膀胱直腸機能

多くの場合は膀胱直腸障害はないが，時に尿閉を訴える患者もいる．

以上述べたごとく症状はさまざまであり，それはヘルニアの程度による．このように多彩な症状を呈すること自体が本症を疑わしめる根拠になる．

D．神経症状の増悪予防のための脊柱支持性の評価

　　脊椎外傷後，二次的な脊髄損傷を防ぐため，脊椎が安定か不安定かを確認することはきわめて重要なことである．不安定な場合には，脊髄損傷の続発を防ぎ四肢麻痺や対麻痺がおこらないよう早急に固定する必要がある．重要なことは脊髄を保護することである．

1．診　断

　　不安定脊椎か否かの診断は受傷機転，神経学的診察，X 線検査により行う．脊椎の安定性は主に脊椎後方の靱帯群によるところが大きく，それらは，

1. 棘上靱帯
2. 棘間靱帯
3. 椎間関節包
4. 黄色靱帯（図 4-10）

である．靱帯損傷は表 4-1 に示すような項目を参考にすれば診断可能である．

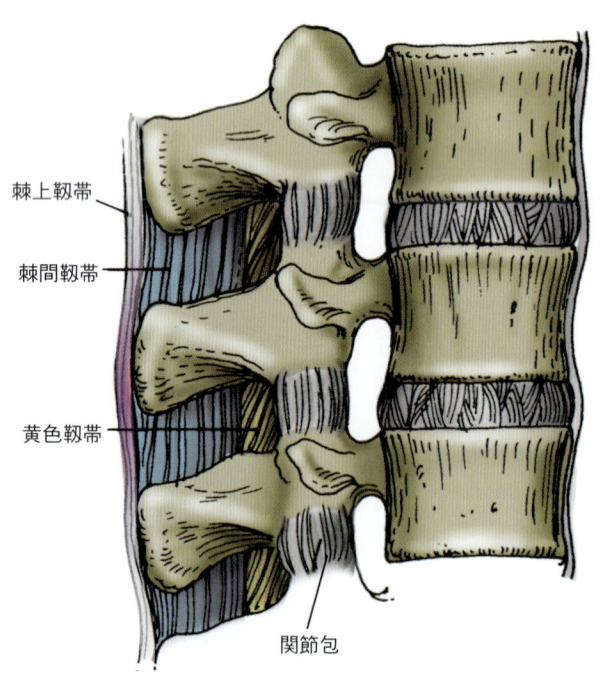

棘上靱帯

棘間靱帯

黄色靱帯

関節包

図 4-10　脊椎後方の靱帯群

表 4-1　脊柱不安定性の診断基準

損傷機序	理学的・神経学的所見	X 線所見
屈曲-回旋	脊柱陥凹の触知	棘突起間離開
過屈曲	運動機能, 反射, 感覚の変化 背部擦過傷	関節突起の脱臼または 骨折
脊椎後方靱帯群の断裂	脊椎後方靱帯群の断裂	脊椎後方靱帯群の断裂

X 線検査

　　脊椎不安定性の診断の要点は棘突起間に離開がみられるかどうか，関節突起の脱臼がみられるかどうか，あるいは骨折があるかどうかである.

身体所見

　　触診により脊柱に陥凹が触れるかどうかをみる（図 4-11）.

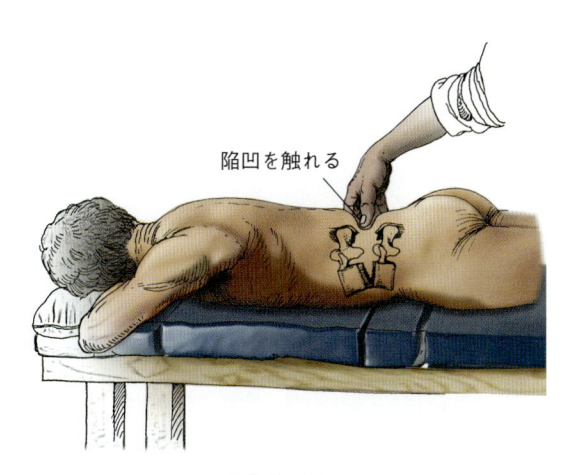

陥凹を触れる

図 4-11

脊柱に陥凹を触れる場合は不安定性脊椎損傷が考えられる.

問　診

　　外傷が屈曲-回旋によるものか，あるいは過屈曲によるものかは問診で確かめることができる．長軸方向にまっすぐな牽引のみでは脊椎後方の靱帯が断裂することはまれである．しかし，長軸方向の牽引に回旋力が加わるとしばしば断裂をきたし，その結果，脊椎は不安定となる．靱帯はたとえ治癒しても脊柱の安定性をもたらすほど強くはならない．したがって，脊椎固定術がほとんどの場合必要である．脊椎の脱臼骨折がおこっても後方靱帯の断裂がなければ，骨癒合がおこった時点で脊柱は十分な安定性を得ることができる．

2. 屈曲損傷

　　脊柱に屈曲外力が加わった場合，後方の靱帯に断裂がおこらなければ屈曲外力は椎体のほうへ集中し，その結果椎体の楔状圧迫骨折をきたす．その場合，椎体の終板は健全のままであり，棘突起間もわずかに開くだけである．椎体の楔状圧迫骨折は頚椎や腰椎に多くみられ，安定性のある骨折と考えられている．椎体は圧潰されるが，骨折片同士が強固に嵌合しあい，前縦靱帯あるいは後縦靱帯も含めて靱帯群はすべて無傷のままである（図4-12）．

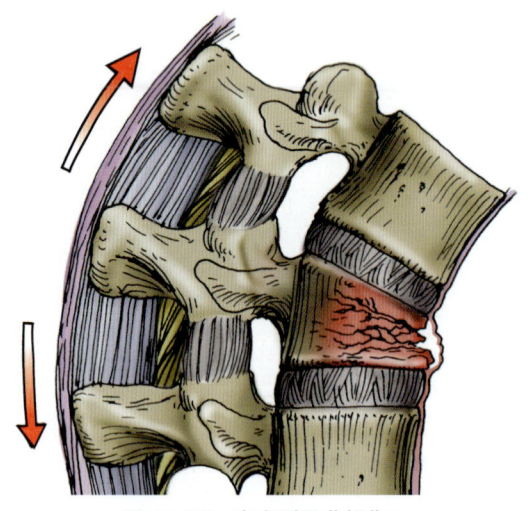

図4-12　安定型屈曲損傷

　過度の屈曲力が加わると後方靱帯の断裂と後部椎間関節の転位が生じ，完全な脱臼となる．棘突起間には離開がおこり，椎体は，圧迫力の加わる支点を失うので，圧潰されない．このような損傷は腰椎よりも頚椎に多い．胸椎は肋骨や胸骨により支持性が強化されているので，このような脊椎損傷はおこらない．以上のような完全な脱臼では脊柱は不安定である（図 4-13，表 4-2）．

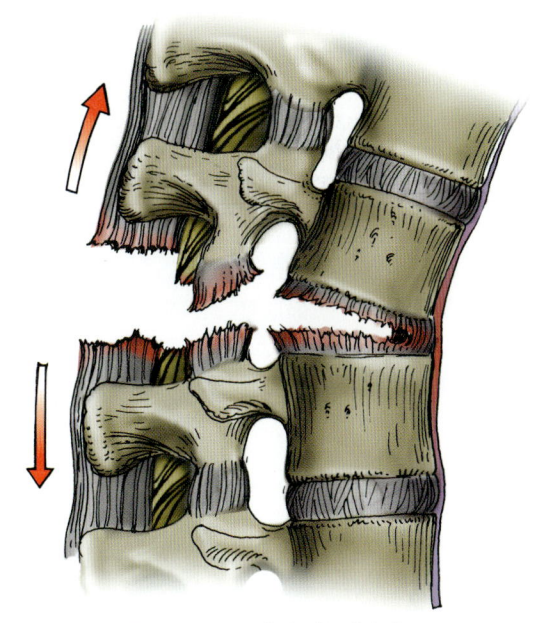

図 4-13　不安定型屈曲損傷

表 4-2　頚椎安定性の診断基準

損傷機序	脊椎安定性	脊椎後方靱帯損傷	理学的所見		X 線所見
			神経学的所見	脊柱陥凹	
屈　曲	安　定	な　し	時に所見あり	触れる	椎体圧潰または椎体脱臼
過屈曲	不安定	あ　り	時に所見あり	—	—
伸　展	安　定	な　し	時に所見あり	な　し	な　し
屈曲-回旋	片側性：安定 両側性：不安定	あ　り	所見あり	触れる	椎間関節脱臼

3．屈曲-回旋損傷

　　屈曲-回旋損傷は脊椎の脱臼骨折を生じる（図 4-14）．脊椎後方の靱帯は断裂し，回旋した椎体は椎間関節で脱臼し，関節突起は骨折する．脱臼した椎間関節の下位椎体に剪断骨折がおこることもある．さらに棘突起間は引き離され，側方へ転位する（図 4-15）．このような屈曲-回旋損傷では確実に対麻痺を併発する．

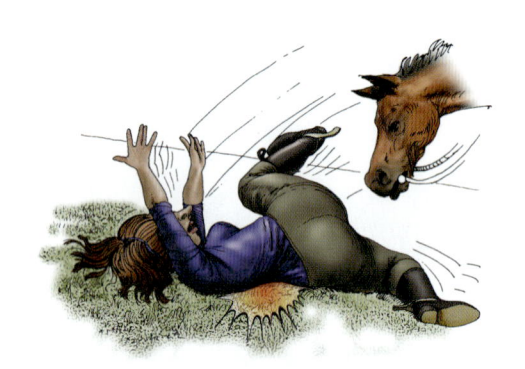

図 4-14　脊椎脱臼骨折の原因となる屈曲-回旋損傷

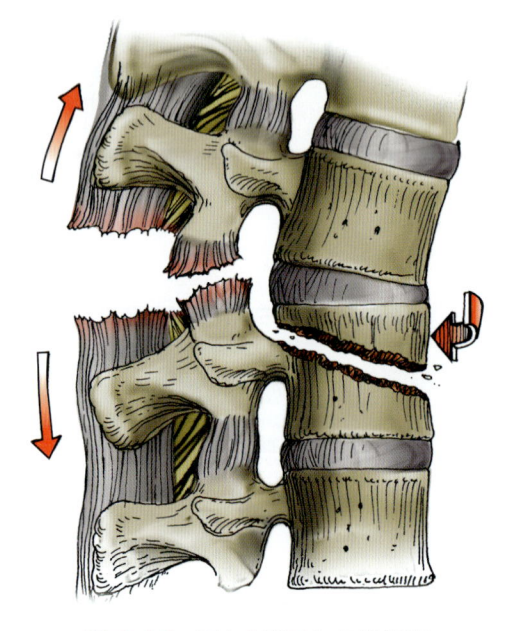

図 4-15　不安定型屈曲-回旋損傷

　胸腰椎移行部でのこのような損傷は脊柱安定性がきわめてわるい．したがって，たとえ脊髄の部分損傷，あるいは脊髄損傷がない場合でも完全麻痺になりうるので，注意深く保護するよう取扱わねばならない（図 4-12，16，表 4-3）．

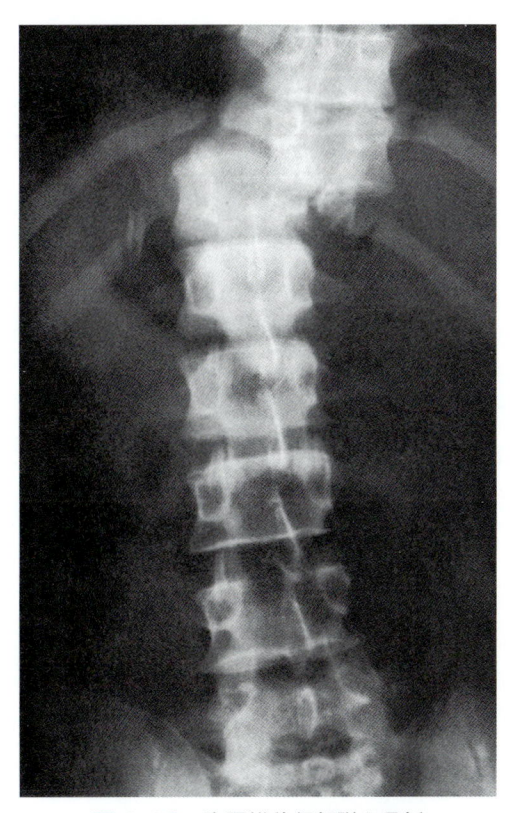

図 4-16　胸腰椎移行部脱臼骨折

表 4-3　胸腰椎移行部および腰椎の安定性の診断基準

損傷機序	脊椎安定性	脊椎後方靱帯損傷	理学的所見		X 線所見
			神経学的所見	脊柱陥凹	
屈曲	安定	なし	所見なし	触れない	楔状椎体, 棘突起間離開はごくわずか
過屈曲	不安定	あり	所見あり	触れる	椎体脱臼. 棘突起間離開
屈曲−回旋*	不安定（脊椎損傷中もっとも不安定）	あり	所見あり	触れる	棘突起間離開. 椎間関節突起脱臼または骨折. 下位椎体の剪断骨折による楔状薄片骨を認める.
圧迫	安定	なし	まれに所見あり	触れない	椎体粉砕. 棘突起間離開はみられない.椎体は粉砕し, 骨片は転位することもある.
伸展	安定	なし（まれな損傷で頚椎に多い）	所見あり	触れない	なし

*対麻痺を合併する頻度がもっとも高い骨折.

4. 過伸展損傷

　　頚椎における過伸展損傷では前縦靱帯と線維輪は断裂し, 椎体は伸展（後方）脱臼をおこす. 頚椎を屈曲位に保つと安定する. 頚椎屈曲位で X 線撮影を行うと, 脱臼は整復位に戻るので, しばしば所見が認められないことがある.

5. 圧迫損傷

　　圧迫損傷では脊椎後方の靱帯や前・後縦靱帯には断裂がなく, 棘突起間の離開も認められない. 椎体は安定性を保っている. しかし, 椎体が粉砕され骨片が後方へ突出すると脊髄圧迫の危険性があり, 頚椎の場合は四肢麻痺, 腰椎の場合は対麻痺になる可能性がある.

第5章　脊髄髄膜瘤 (meningomyelocele)

A. 高位診断

　脊髄髄膜瘤では罹患部の高位診断がきわめて重要である．それには以下にあげる5つの主要機能尺度より評価を行う．

1. 各下肢主要関節における筋力不均衡の程度の評価（筋力評価）
2. 変形の程度と性状の評価
3. 残存機能の評価と装具もしくは手術的治療の必要性の検討
4. 膀胱直腸機能の評価
5. 長期追跡のための現状分析

　多くの場合，罹患部以下の神経支配は完全に断たれているが，必ずしも常にそうであるとは限らない．多くの症例では罹患部以下でも数髄節にわたって部分的に神経支配が残存していたり，あるいは逆に罹患部よりも中枢側の数髄節に部分的脱神経がみられることがある．それゆえ，障害が主病変と思われる部位のみでなく他の部位にも及んでいないかを検索する必要がある．罹患レベルは徒手筋力検査，感覚検査，反射検査，肛門反射，膀胱機能評価を行うことにより決定できる．

　新生児は小児よりも検査が容易である．新生児の場合は皮膚をつねることにより痛覚刺激を与え，その反応による筋収縮の有無を触知する（筋収縮があれば機能があり，収縮を触れない場合は機能がない）．乳児の場合は正確な筋力段階づけをすることは困難であるが，筋収縮の触知や動作を観察することにより筋力が少なくとも〔3〕（運動は重力に抗しては可能であるが，検者の抵抗に対しては不能である）以上あるかどうかはわかる．また筋電図や電気刺激などの電気診断学的方法により筋機能を検査することも可能である．小児の場合は診察にさいして協力が得られないことがあるので，検査がより困難であり，正確な評価を得るには何回も繰り返し検査を行わなければならない．さらに子どもが検査に協力できるほど年長になった場合はできるだけ早期に筋力を評価する必要がある．その理由は患児の筋力が低下してきたり，脊髄の障害レベルが上行して残存機能が増悪することがあるからである．このように障害範囲の拡大がおこった場合は，さらに詳細な検索やあるいは外科的治療が必要となる．

　脊髄髄膜瘤により生じる変形は通常筋力の不均衡によるものである．関節周囲筋がすべて効いていないか，または同じ程度に効いている場合は変形はほとんどおこらない．通常，一方の筋が効いておりそれに対する拮抗筋の筋力がまったくないか，または弱い場合に変形が生じる．軽度の筋力不均衡が長期間続いた場合も変形を生じることがある．生後，神経症状の増悪をきたし，そのために筋力の不均衡が生じてきて変形が発生することもある．また不適切な装具の使用，一定肢位を取り続けそれが固定してしまった場合，あるいは長期間同一肢位でベッドに寝たきりでいた場合（多くの場合，股関節は屈曲，外転，外旋位をとり，膝関節は屈曲位，足は尖足位をとるようになる）などの肢位の問題により変形をおこすこともある．

　いったん変形が固定してしまえば，たとえ筋力不均衡が消失しても変形は残存しがちである．たとえば，障害部よりも近位の神経根に病変が進み，以前には効いていた拮抗筋が筋力を失うようになった場合でも，変形は遺残し続け矯正されることはない．

　下肢の各関節の運動機能を検査することによって脊髄障害部の高位診断を行う．ここで，診断を確立するために必要なおおよその脊髄髄節の支配域を復習してみよう（表 5-1）．

表 5-1　関節運動の支配髄節

関　節	運　動	髄　節
股関節	屈曲	T12, L1-L3
	伸展	S1
	内転	L2-L4
	外転	L5
膝関節	伸展	L2-L4
	屈曲	L5, S1
足関節	背屈　（足関節背屈）	L4, L5
	底屈　（足関節底屈）	S1, S2
	内反	L4
	外反	S1

　次に L1-L2 から S2-S3 までの脊髄髄膜瘤の高位診断法，機能障害，変形をきたす可能性などについて述べる（図 5-1）.

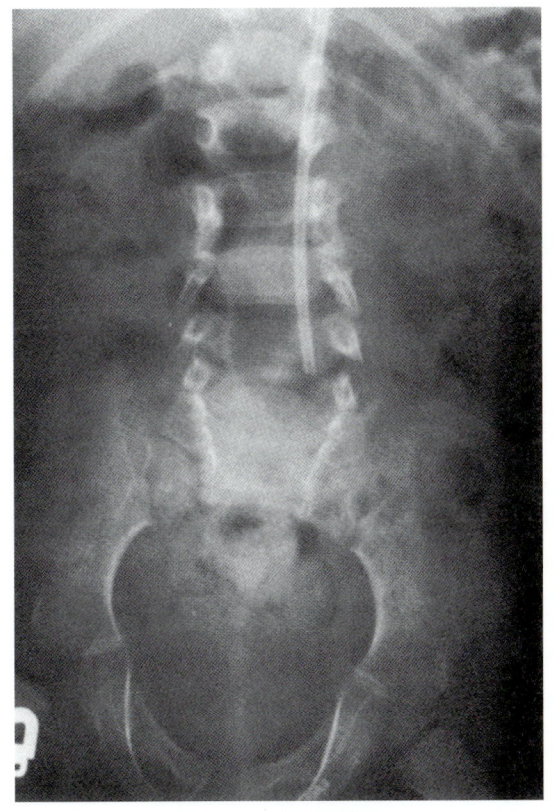

図 5-1　脊髄髄膜瘤

1．L1–L2 脊髄髄膜瘤の神経学的特徴

L1 健存，L2 以下は機能喪失

a）運動機能

股関節

屈曲：不能

伸展：不能

内転：不能

外転：不能

機能は喪失している．腸腰筋（T12，L1-L3）は一部神経支配が残っているので，ある程度股関節の屈曲ができることもある．

膝関節

伸展：不能

屈曲：不能

運動機能は喪失，変形もおこらない．

足関節

背屈：不能

底屈：不能

内反：不能

外反：不能

下肢の機能は喪失している．もし変形があれば，それは胎児のときの子宮内での肢位によるものか，以前筋力があって不均衡であったがその後に機能喪失した場合，あるいはベビーベッドで同一肢位を取り続け，股・膝関節の屈曲拘縮と足関節の尖足変形をきたした場合である．正常でも安静時に足関節は軽度尖足位をとっており，そのまま固定性の変形拘縮となる場合がある．

b）感覚検査

　　大腿近位 1/3 を内下方へ走る帯状の L1 支配野の感覚は残存しており，それ以下の感覚は脱失している（図 5-2）.

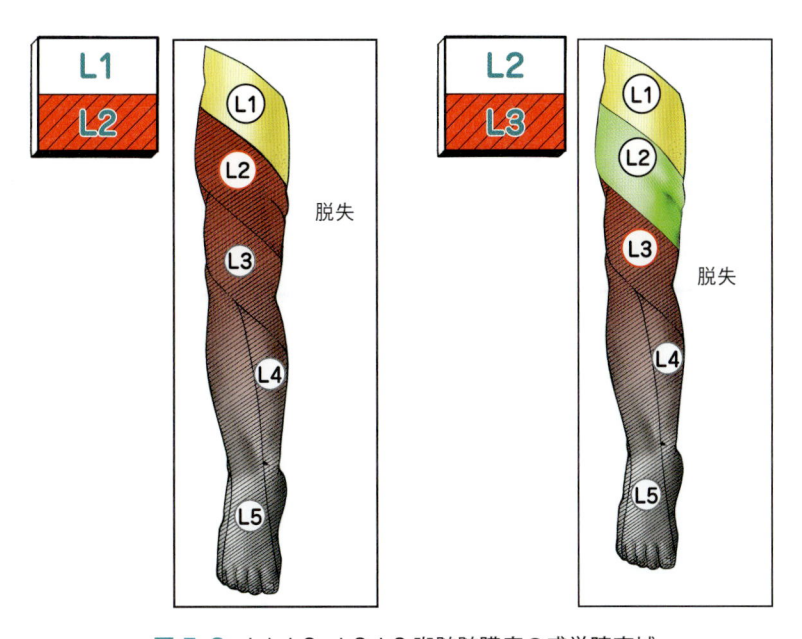

図 5-2　L1-L2・L2-L3 脊髄髄膜瘤の感覚障害域

c）反射の検査

　　下肢の深部腱反射はすべて消失している．しかし，時に罹患髄節以下の脊髄に部分的に機能が残存していて，反射がみられることがある（反射弓が温存されているためである）.

d）膀胱直腸機能

　　膀胱機能（S2-S4）は喪失している．患者は失禁状態を呈し，肛門は開いたままで，肛門反射（S3，S4）も消失している．いかなるレベルで障害されていても仙髄健存がありうることは銘記しておくべきである．たとえば，仙骨神経の支配する下腿筋群に麻痺があっても肛門括約筋は十分支配されている場合がしばしばありうる.

2．L2-L3 脊髄髄膜瘤の神経学的特徴

L2 健存，L3 以下は機能喪失

a）運動機能

股関節

屈曲：かなり可能

伸展：不能

内転：わずか可能

外転：不能

腸腰筋がほぼ完全に効いているので股関節の屈曲力はかなりある．そのうえ，腸腰筋の拮抗筋であり最大の股関節伸筋である大殿筋（S1，S2）が麻痺しているので股関節の屈曲変形がみられる．内転はわずかに可能である．内転筋群（L2-L4）には一部しか神経支配が残っていないが，主要な外転筋である中殿筋（L5，S1）が麻痺しているため拮抗筋を失い，そのための筋力不均衡により軽度の内転変形がみられる．

膝関節

伸展：わずかに可能

屈曲：不能

膝伸筋である大腿四頭筋（L2-L4）はわずかに効いているが，膝関節変形はおこらない．臨床的にはほとんど機能はないに等しい．

足関節：運動機能もなく変形も生じない（L1-L2 脊髄髄膜瘤の足変形の項参照）．

b）感覚検査

大腿部中 2/3 斜帯状の部分である L2 の支配野の感覚は残存しているが，それ以下の感覚は脱失している（図 5-2）．

c）反射の検査

下肢の反射はすべて消失している．

d）膀胱直腸機能

喪失している．患児は通常勢いよく排尿することはできない．ぽたぽたと出るのみである．患者が泣き叫んだ場合は腹直筋がつっぱり，そのため腹圧が増加し尿線を描くこともある．

3．L3-L4 脊髄髄膜瘤の神経学的特徴

L3 健存，L4 以下は機能喪失

a）運動機能（図 5-3）

股関節

屈曲：可能

伸展：不能

内転：可能

外転：不能

股関節は屈曲，内転，外旋変形を呈する．

膝関節

伸展：可能

屈曲：不能

大腿四頭筋に対する拮抗筋が麻痺しているので，膝関節は伸展位拘縮をきたす．

足関節

背屈：不能

底屈：不能

内反：不能

外反：不能

足関節の機能はまったくない．

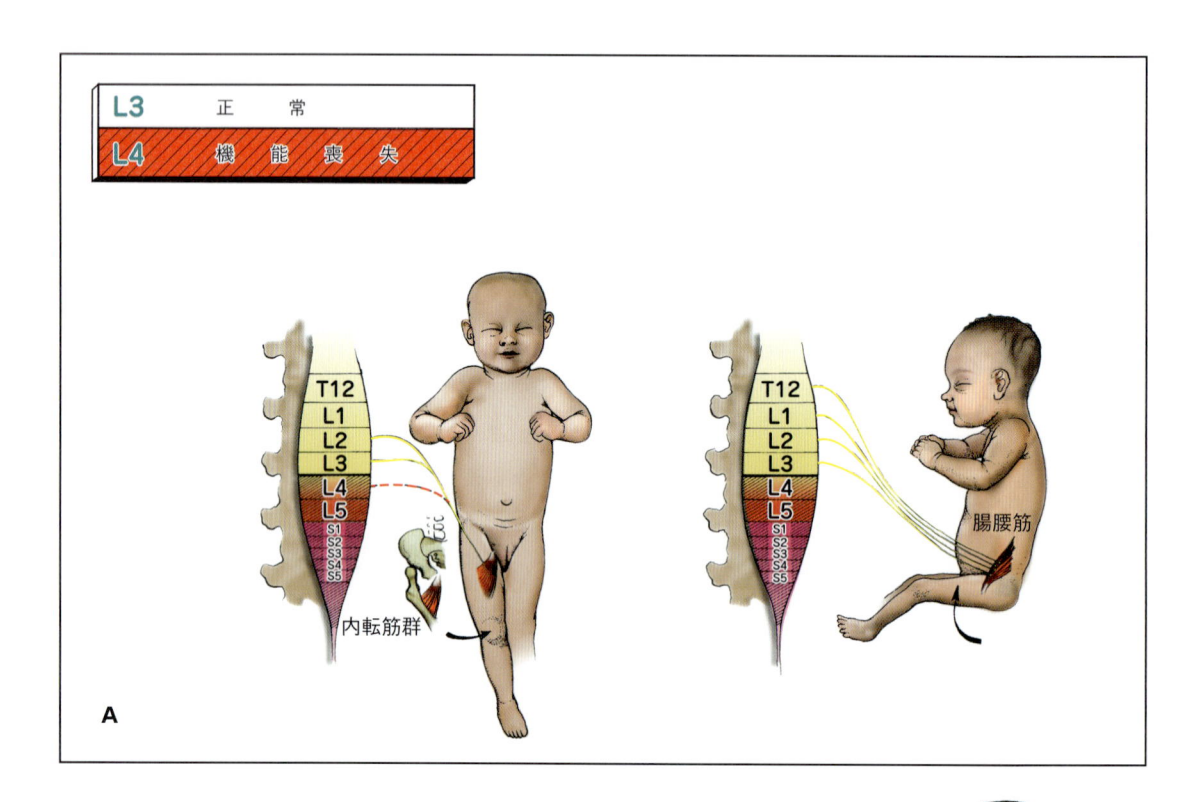

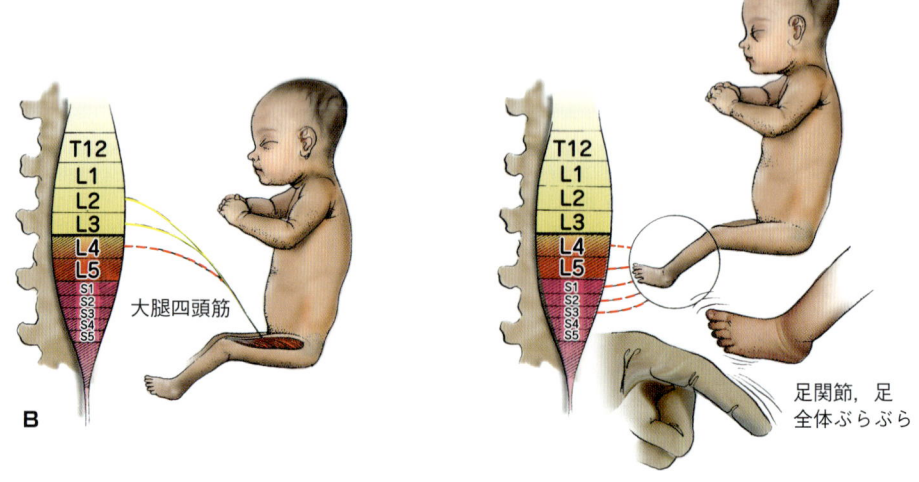

図 5-3A，B　L3-L4 脊髄髄膜瘤の神経学的特徴
運動機能.

b）感覚検査（図5-4）

感覚は，膝までは正常であるが，膝下以下は脱失している．

c）反射の検査

膝蓋腱反射（L2-L4）の主な支配髄節は L4 であるので反射はみられるが，明らかに減弱している．

d）膀胱直腸機能

喪失している．

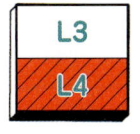
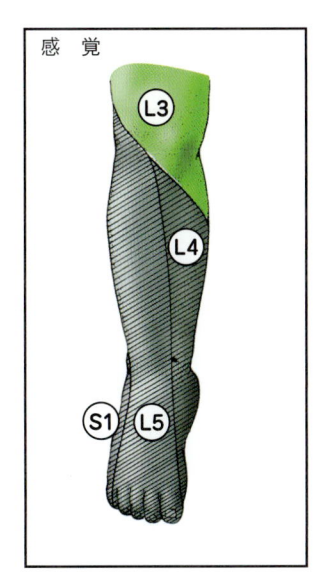
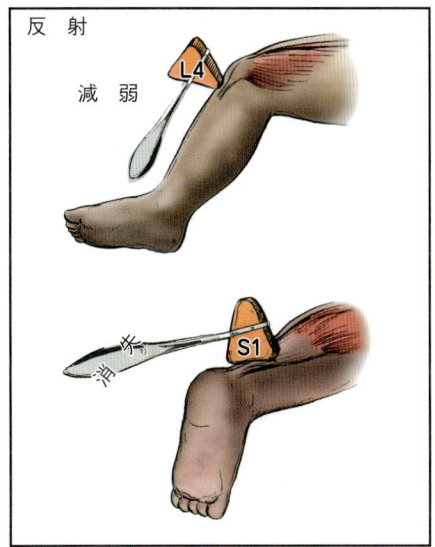
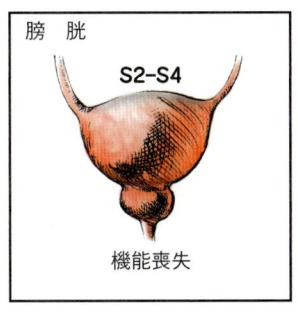
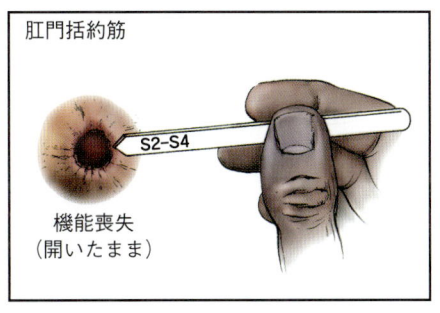

図5-4　L3-L4 脊髄髄膜瘤の神経学的特徴

感覚，反射，膀胱直腸機能．

4．L4-L5 脊髄髄膜瘤の神経学的特徴

L4 健存，L5 以下は機能喪失

a）運動機能（図 5-5）

股関節

屈曲：可能

伸展：不能

内転：可能

外転：不能

腸腰筋（T12-L3），内転筋群（L2-L4）に対する拮抗筋がやはり麻痺したままなので，股関節は屈曲，内転変形を呈する．このように内転筋に対する拮抗筋がまったくない場合，長期間経過すると股関節脱臼が生じてくる場合があり，ついには不動性屈曲内転拘縮を生じる．

歩行にさいしては股関節の伸展，外転が不能なため股関節に支持性がなく，骨盤支持帯の付いた長下肢装具が必要である．手術的治療も 1 つの解決法である．

膝関節

伸展：可能

屈曲：不能

大腿四頭筋に対する拮抗筋が麻痺しているため伸展拘縮をきたす．膝関節の主屈筋である内・外側ハムストリング（L5，S1）は効いていない．伸展位にあるので膝関節は比較的支持性があり，将来装具装用の必要はない．しかし，股関節に関しては装具が必要なので（手術をしない限り）膝も装具を装着することになる．

足関節

背屈：ある程度可能

底屈：不能

内反：ある程度可能

外反：不能

足関節に関して効いている筋は，前脛骨筋（L4）のみである．他のすべての筋はL5，S1-S3 によって支配されているので麻痺している．前脛骨筋は第 1 中足骨と第 1 楔状骨間の関節部の内側に停止しているので，足関節は背屈・内反位をとる．この肢位では足関節はバランスがとれず，しかも不安定であるので，前脛骨筋は付着部より外科的に解離しなければならないことがある．全足底を着床して歩く（蹠行：足裏歩行）ことは不能で，感覚もないため皮膚潰瘍が生じることがある．装具は必要であるが，ある程度矯正しなければ靴をはいたり装具を装着することは困難である．

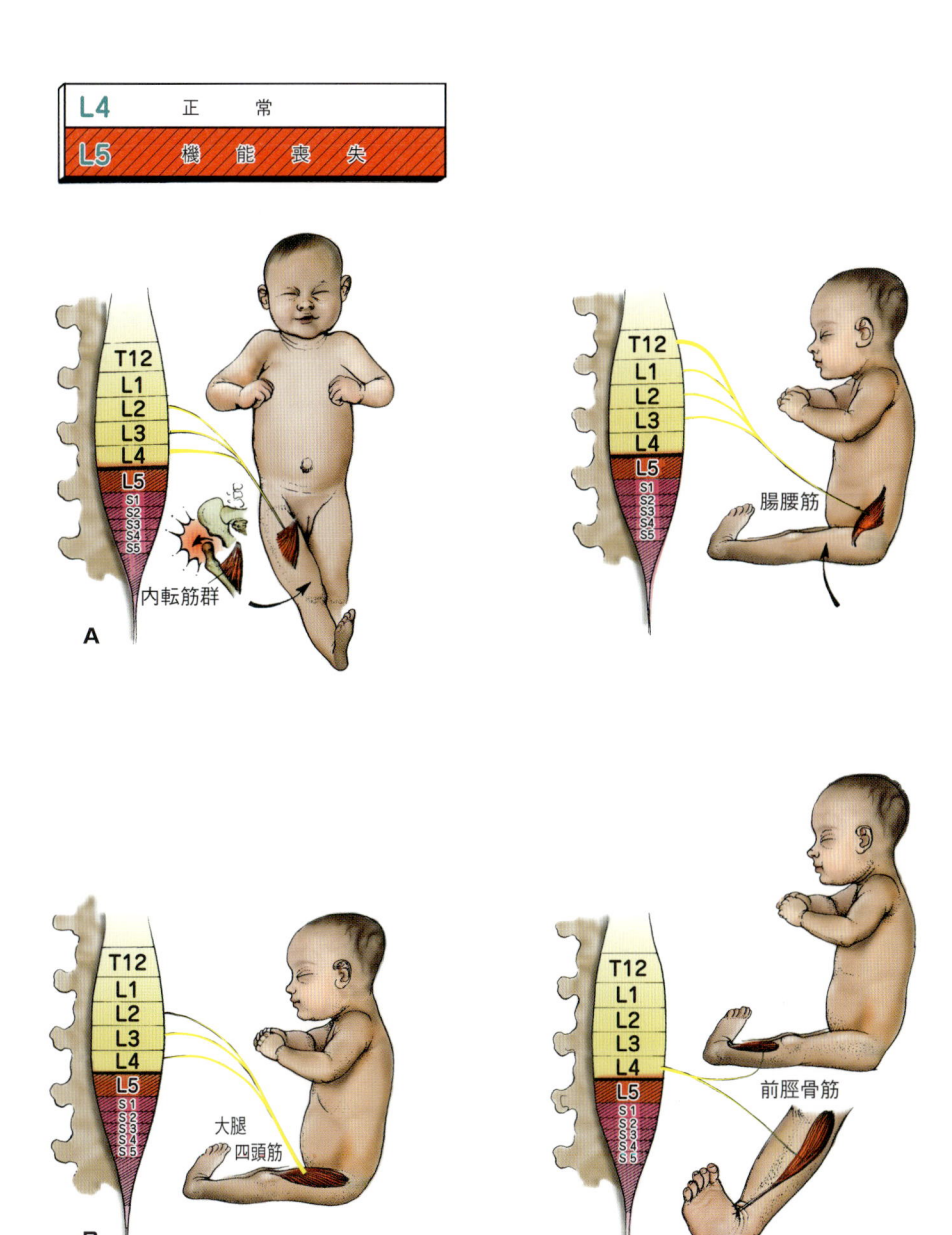

図 5-5A，B　L4-L5 脊髄髄膜瘤の神経学的特徴

運動機能.

b）感覚検査

　　下腿と足の内側の感覚は残存している．下腿外側（L5）と足背の中央部と外側部の感覚は脱失している（図 5-6）．乳幼児に対しては針刺激が有用な検査法である．感覚があれば子どもは泣き叫ぶか下腿を動かす．針刺激に対する反射性三関節屈曲反応（股，膝関節屈曲，足関節背屈）をこれら 3 関節の運動機能と間違えてはならない．このような屈曲反射はたとえ完全麻痺であっても存在することがある．

c）反射の検査

　　膝蓋腱反射（主に L4）は存在するが，アキレス腱反射（S1）は消失している．アキレス腱反射の亢進がみられる場合は脊髄障害部で中枢との連絡は断たれているが，その部以下の脊髄は神経根とともに健存している場合である．すなわち，S1 のアキレス腱反射弓は保たれており，大脳からの抑制あるいは制御機構は失われている場合である．

d）膀胱直腸機能

　　喪失している．

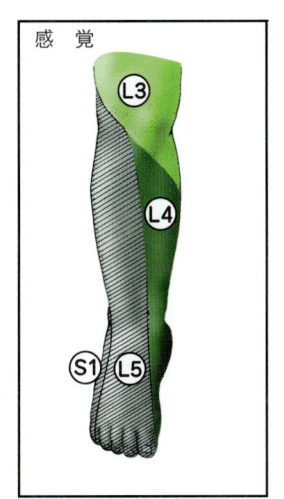

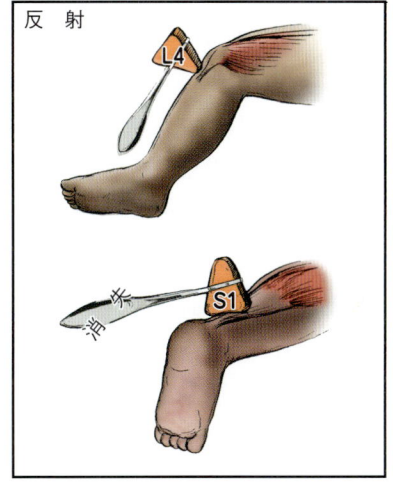

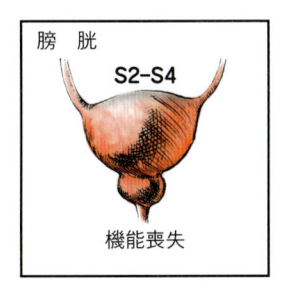

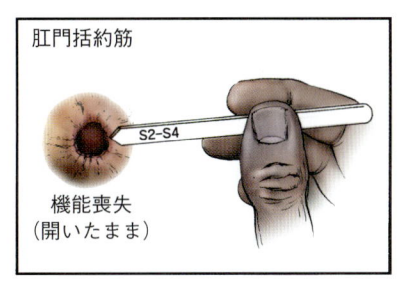

図 5-6　L4-L5 脊髄髄膜瘤の神経学的特徴

感覚，反射，膀胱直腸機能.

5．L5–S1 脊髄髄膜瘤の神経学的特徴

L5 健存，S1 以下は機能喪失

a）運動機能（図 5-7）

股関節

屈曲：可能

伸展：不能

内転：可能

外転：可能

大殿筋が麻痺しているため股関節の屈曲変形がみられる．内外転に関しては筋力バランスはとれているが，中殿筋は一部 S1 からも支配を受けているため，やや筋力が弱く，軽度の内転変形がみられることもある．まったく完全ではないにせよ，このように筋力バランスが一応保たれていれば股関節脱臼はおこらない．しかし，中殿筋が弱すぎる場合はのちに亜脱臼をおこすこともある．歩行できるようにするためには，高度な股関節屈曲拘縮がおこらないよう装具装用もしくは手術が必要である．

膝関節

伸展：可能

屈曲：不完全

膝関節の筋力バランスは比較的よく保たれており，変形はみられない．伸筋は効いている．屈筋群は内側ハムストリング（L5）は効いているが，外側ハムストリング（S1）は効いていない．そのため屈筋力はやや弱い．装具の必要性はない．

足関節

背屈：可能

底屈：不能

内反：可能

外反：不能

足関節背屈筋はすべて効いている．それゆえ，足関節は背屈変形（踵足）をきたすにとどまる．

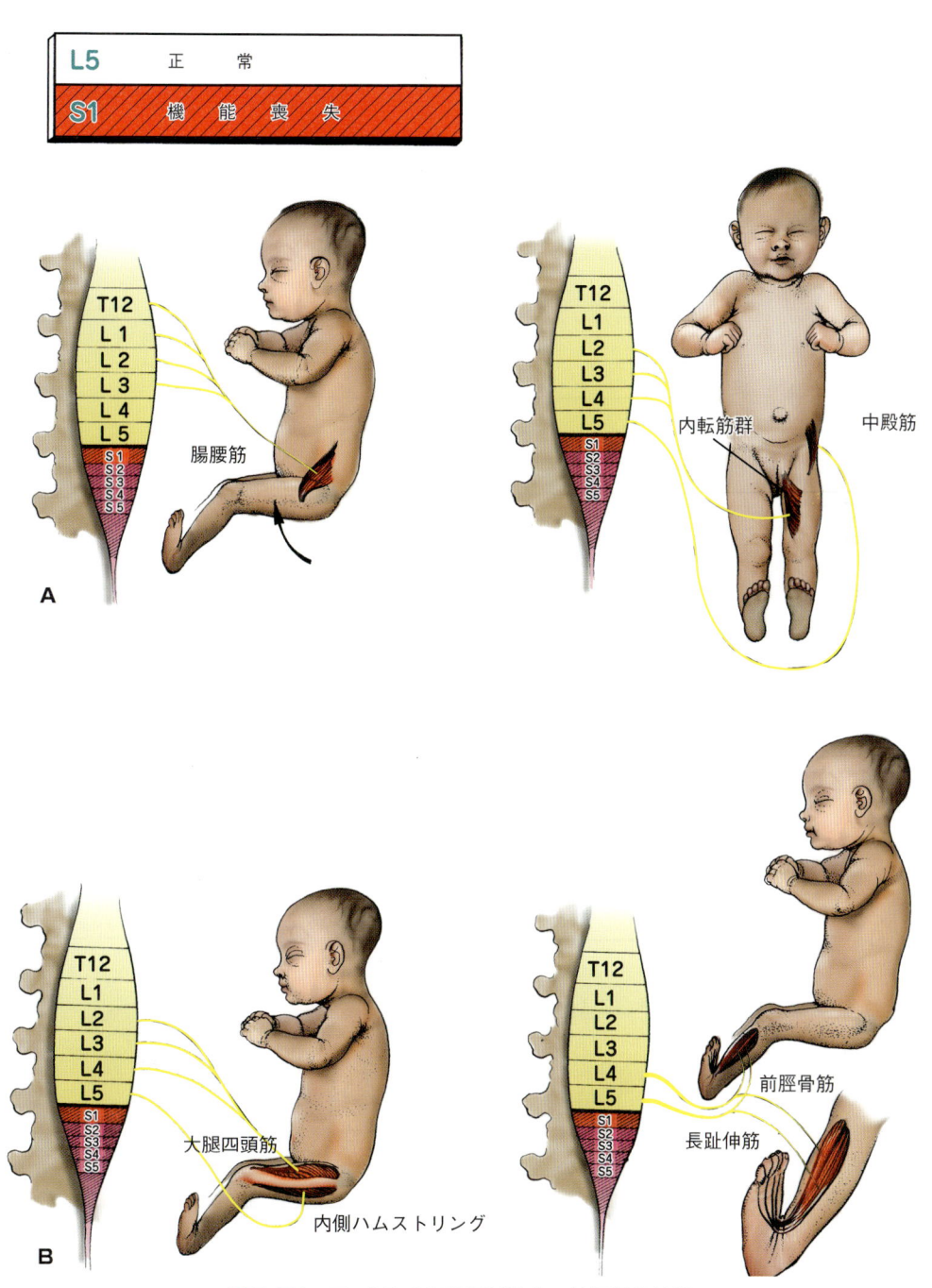

図 5-7A, B　L5-S1 脊髄髄膜瘤の神経学的特徴
運動機能.

b）感覚検査（図 5-8）

足の外側と足底の感覚は脱失している．それ以外の部位は正常である．

c）反射の検査

アキレス腱反射はやはり消失している．

d）膀胱直腸機能

喪失している．

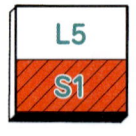
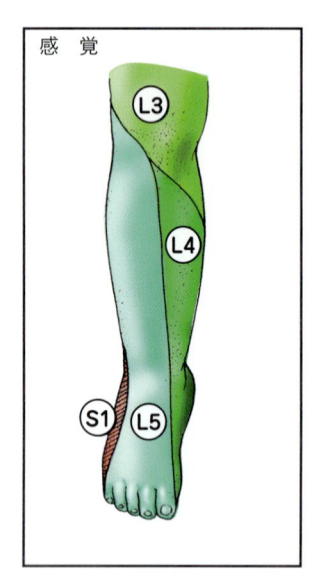
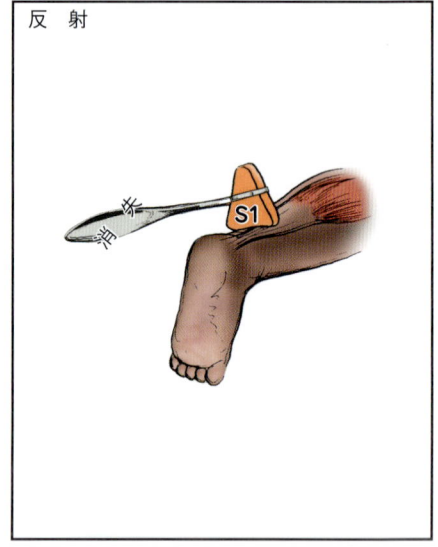
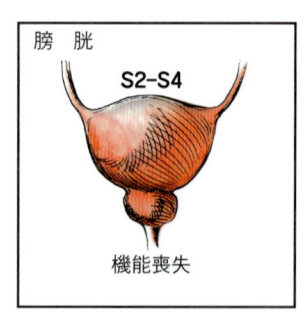
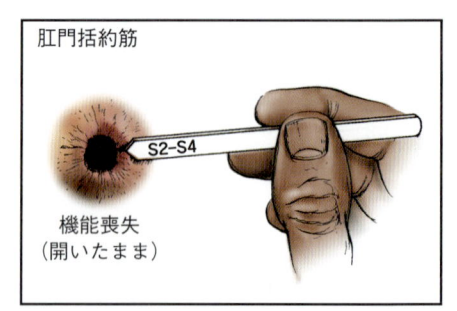

図 5-8　L5-S1 脊髄髄膜瘤の神経学的特徴

感覚，反射，膀胱直腸機能．

6．S1-S2 脊髄髄膜瘤の神経学的特徴

S1 健存，S2 以下は機能喪失

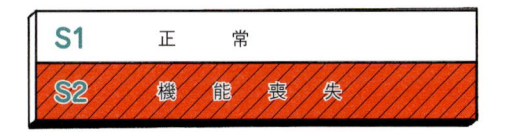

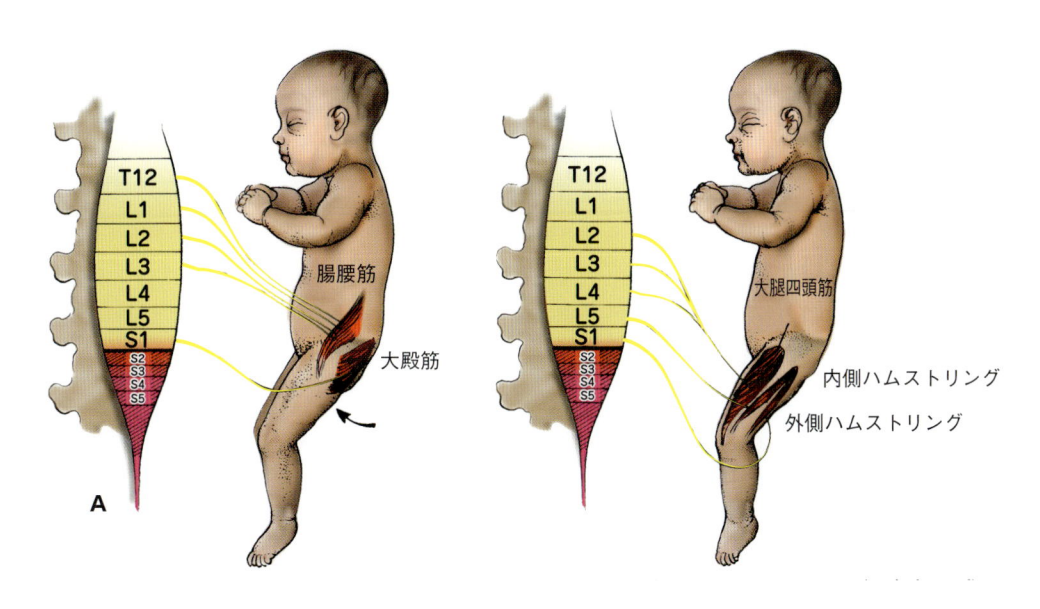

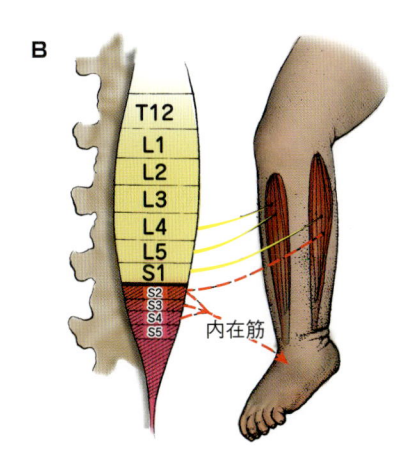

図 5-9A，B　S1-S2 脊髄髄膜瘤の神経学的特徴

運動機能．

a）運動機能（図 5-9）

股関節

屈曲：可能

伸展：ほとんど可能

内転：可能

外転：可能

股関節の筋はほとんど正常である．大殿筋は，L5, S1, S2 支配であるので，わずかに筋力低下がみられることがある．

膝関節

伸展：可能

屈曲：可能

膝関節の筋力も正常で，バランスもよく保たれている．

足関節

背屈：可能

底屈：わずか可能

内反：可能

外反：可能

内在筋は麻痺しているため足趾は鉤爪趾変形をきたすことがあり，さらに底屈力も弱い．歩行にさいしては足趾のけり出しが弱いか，またはみられない．筋力不均衡のため後足部に対する前足部の関係はくずれる（前足部が踵外反位をとる）．垂直距骨もしくは距骨脱臼がおこることもある（外反扁平足）．

b）感覚検査

大腿後面，下腿後面，足底（S1, S2）の帯状の感覚障害域を除いては正常である（図 5-10）．

c）反射の検査

アキレス腱反射は認められるが，少し減弱している．この反射は主に S1 により支配されているが，S2 も関与している．

d）膀胱直腸機能

喪失している．

7．S2-S3 脊髄髄膜瘤の神経学的特徴

S2 健存，S3 以下は機能喪失

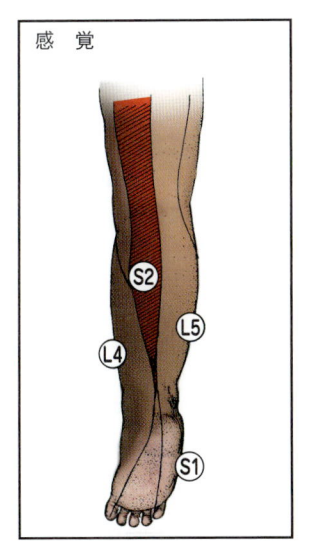

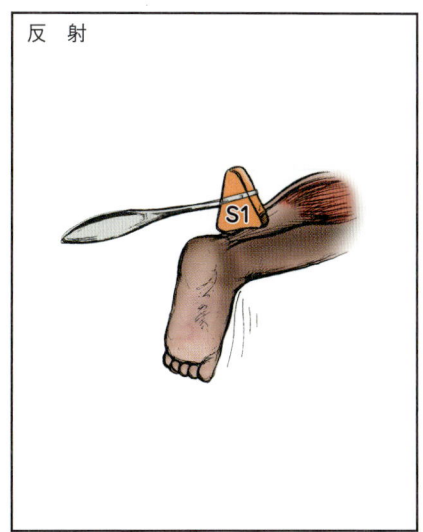

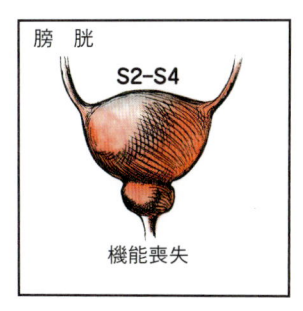

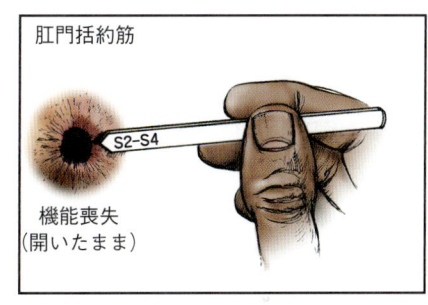

図 5-10　S1-S2 脊髄髄膜瘤の神経学的特徴

感覚，反射，膀胱直腸機能．

a）運動機能

　　股関節：正常

　　膝関節：正常

　　足関節：足趾は時に鉤爪趾変形をきたすこともある．内反凹足変形をおこすことも
ある．

b）感覚検査

　　正常

c）反射の検査

　　正常

d）膀胱直腸機能

　　ある程度の膀胱機能が認められることが多い．肛門反射は多少存在する．

B. 運動能力発達段階の目やす

　　坐位保持より，起立，歩行へと次々に可能になるか否かの発達過程をみることは患者の将来の運動機能の大略を予測するうえで役立つ．脊髄髄膜瘤患児の多くはこれらの発達がある程度遅れている．発達の遅延の程度や困難さの程度を評価することが，将来のリハビリテーションの過程を知るうえで役立つ．

1. 坐　位

　　正常では生後 6 ヵ月で坐位バランスを保つことを覚え，7〜8 ヵ月には坐位を自分でとることができる．L3 以上に障害をもつ脊髄髄膜瘤の乳幼児は股関節周囲筋が弱いため坐位をとれるようになるのが遅れる（約 10 ヵ月かかる）．上部胸髄に病変がある場合には脊柱の安定性を欠き，両手を使うことにより三点支持でもって坐位バランスを保たなければならない．脊椎固定術を行えば体幹の支持性が得られるので，支えとしての両手は不要になり，日常生活動作で使用可能となる．

2. 立　位

　　正常の乳幼児は 9〜10 ヵ月で立位をとることができるようになる．胸椎部脊髄髄膜瘤患者の場合は障害部がどこであろうと立位は不能である．支持性を得るためには装具の装着が必要であるが，患者にとっては重く，またわずらわしいため，装具を装用しても立位保持には多少困難を伴う．

3. 歩　行

　　通常 12〜15 ヵ月の間に歩き始める（正常範囲：8〜18 ヵ月の間）．脊髄髄膜瘤の小児のほとんどは歩行については大きな問題をかかえている．知能が正常で障害が腰仙髄に限局している場合は，装具の助けを借りれば歩行できるが，思春期（12〜15 歳）に達するまでは同程度の障害をもつ成人に比べ広範囲を固定する装具を必要とする．思春期以後でも損傷部が S1 よりも高位に及ぶ患者は通常上肢で体重を支えねばならないので，多大なエネルギー消費を要し，歩行能力は制限される．これは装具と松葉杖を必要とする歩行は全速力で疾走した場合と同程度のエネルギーを必要とするからである．

C. 脊髄片側障害

　機能障害高位に著しく左右差のある二分脊髄はそれほどまれではない．骨性あるいは軟骨性の突起が脊柱に存在し，成長するに従い脊髄を引っ張り繋留するという重大な危険性が存在する（脊髄正中離開：diastomatomyelia）（図 5-11）．このような脊髄の片側性機能障害を示す徴候があれば，MRI を行うべきである．脊柱側彎症はこの種の疾患の重大な随伴障害である．

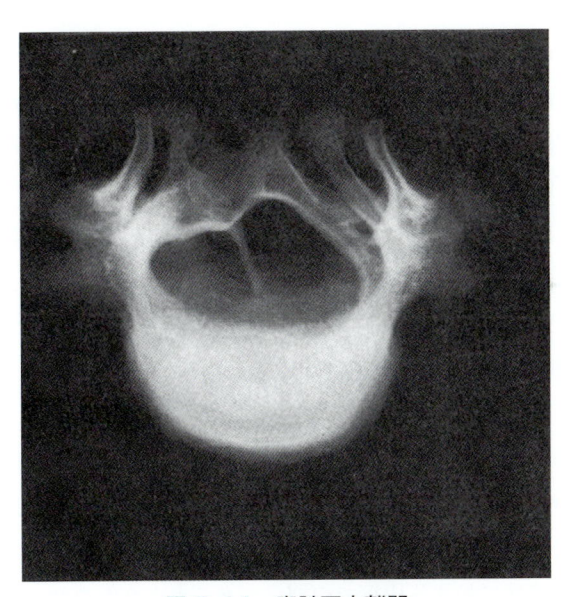

図 5-11　脊髄正中離開

(Hoppenfeld, S. : J. Bone Joint Surg. 493 : 276, 1976)

D．水頭症

　　脊髄髄膜瘤患者の 50～70% に水頭症が発生し，脳室は異常に拡大して，その結果，頭部は膨大し，前頭部は異常に突出する．通常，水頭症は Arnold-Chiari 奇形（脳幹の尾側への転位）に伴い二次的に生じる．水頭症を未治療のまま放置しておくと痙性麻痺が出現するようになり，正常または正常に近い筋の機能さえ低下させ，すでに存在している機能障害をさらに悪化させる可能性がある．早期に治療を行えば脳室，ひいては頭囲の大きさも正常範囲に保つことができる．普通行われる治療法はシャントを作成することであり，必要に応じ適切な追加手術を加える．シャント術とは脳室内の過剰脳脊髄液を管を用いることにより腹腔や心臓へ排液させる方法である．

E．上肢罹患の神経学的検査

　　脊髄髄膜瘤の最好発部は腰仙髄部であるが，これら下位部病変とともに上肢機能を障害する高位部病変も併存することがある．それゆえ，上肢の完全な神経学的検査も必要である．頚髄部に脊髄中心水腫（脊髄中心管の拡大：hydromyelia）や脊髄空洞症（脊髄実質内の病的空洞に液体が貯留する：syringomyelia）が腰髄や仙髄の脊髄髄膜瘤と合併しておこることもある．これらの病変は進行性であるため，上肢の運動，感覚の検査を継続して行う必要がある．脊髄髄膜瘤患者にとって上肢機能は松葉杖歩行の必要性からもきわめて重要である．

F．脊髄髄膜瘤患者診察への示唆

　　1．逃避反射（引っ込め反射）を筋の随意支配と間違えてはならない．針刺激を加えると下肢を縮こませることがあるが——股関節屈曲，膝関節屈曲，足関節背屈（三関節反応）——その場合でも患児は必ずしも針刺激を障害刺激として感じているわけではない．疼痛に対する中枢での認識があるかどうかを知るために小児の泣き叫ぶ様子や顔の表情の変化を観察することが大切である．

　　2．ハムストリングの筋力テストを行う場合，図 5-12 のように上体を診察台の端に腹臥位で寝かせ，股関節以下の下肢を下垂させる．上体を固定し膝の屈曲ができるかどうかをみる．膝屈曲が可能ならば重力に抗して運動ができるので筋力は少なくとも〔3〕はある（図 5-13）．検者は内外側両方のハムストリングを触知し筋収縮の有無をみる．内側ハムストリングは半膜様筋，半腱様筋（L5）であり，外側ハムストリングは大腿二頭筋（S1）である．

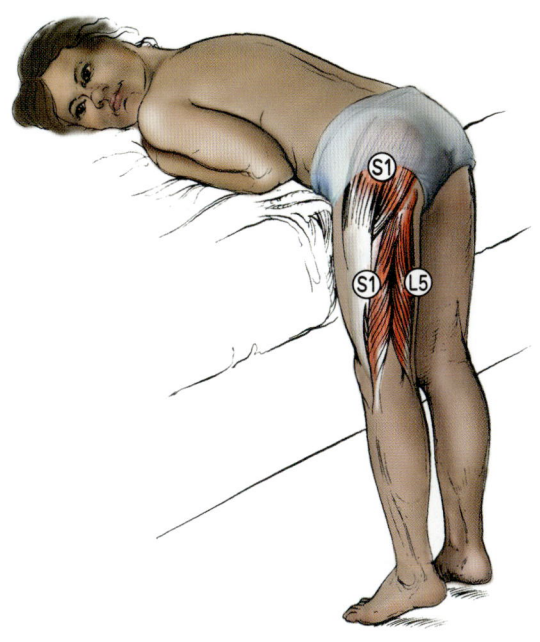

図 5-12　ハムストリング，大殿筋の筋力検査を行う
場合の肢位

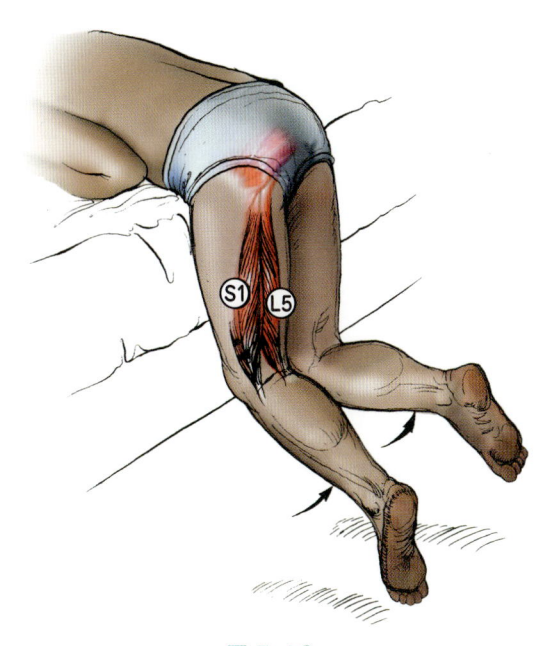

図 5-13

内側ハムストリングの収縮が認められれば，神経学的レベ
ルの L5 の健全を意味し，外側ハムストリングの収縮も認
められれば神経学的レベルの S1 の健全を意味する．

3.　大殿筋（S1）の筋力検査は同様の姿勢で股関節を伸展させるよう命じる（図 5-14）.

4.　幼児の場合は型のごとく検査を行うよりも，一緒に遊んだほうが，より簡単に機能評価ができる.

5.　検査中患者の保温に注意を払い，気分よく検査が行えるよう配慮する.

6.　看護師らに患児の四肢に少しでも自動運動がみられるか，それはどんな運動かを観察記録させる.

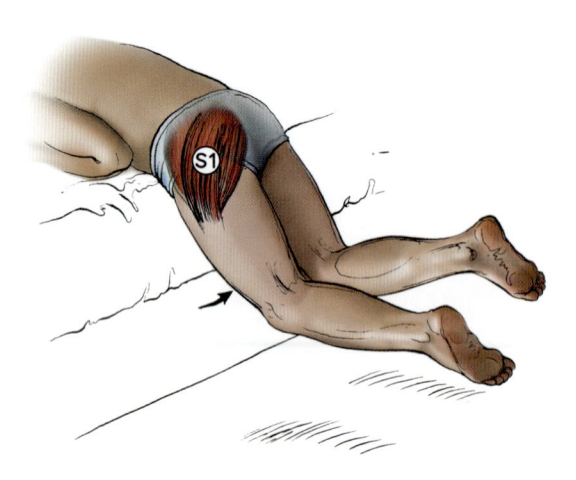

図 5-14

大殿筋の収縮が認められる場合は S1 レベルは健全であることを意味する.

推奨文献

Abbott, K.H., Retter, R: Protrusions of thoracic interver- tebral disks, Neurology, *6*: 1, 1955.

Abramson, A.S.: Bone disturbances in injuries to the spinal cord and caudaequina, J. Bone Joint Surg. Am., *30-A*: 982, 1948.

———: Principles of bracing in the rehabilitation of the paraplegic, Bull. Hosp. Joint Dis., *X*: 175, 1949.

———: Changing concepts in the management of spasticity, pp. 205-228 in French, J.D. Ed. Conference in basic research in paraplegia, Springfield, Thomas 1962.

———: Modern concepts of management of the patient with spinal cord injury, Arch. Phys. Med. Rehabil., *48*: 113, 1967.

———: Advances in the management of the neurogenic bladder, Arch. Phys. Med., *52*: 143, 1971.

———: Management of the neurogenic bladder in perspective. Arch. Phys. Med. Rehabil., *57*: 197, 1976.

Abramson, A.S., Delagi, E.F.: Influence of weight bearing and muscle contraction on disuse osteoporosis, Arch. Phys. Med. Rehabil., *42*: 147, 1961.

Aegerter, E., Kirkpatrick, J.A. Jr.: Orthopaedic Diseases: Physiology, Pathology, Radiology, ed. 3, Philadelphia, Saunders, 1968.

Alexander, M.A., Bunch, W.H., Ebbesson, S.O.: Can experimental dorsal rhizotomy produce scoliolis? J. Bone Joint Surg. *54*: 1509-1513: 1972.

American Academy of Orthopaedic Surgeons: Symposium on Myelomeningocele, St. Louis, Mosby, 1972.

Apley, A.G.: Fractures of the spine, Ann. R. Coll. Surg. Engl., *46*: 210, 1970.

———: A System of Orthopaedics and Fractures, ed. 4, London, Butterworth, 1973.

Arseni, C, Nash, R.: Thoracic intervertebral disc protrusion. J. Neurosurg., *17*: 418, 1960.

Bailey, R.W., Badgley, C.E.: Stabilization of the cervical spine by anterior fusion, J. Bone Joint Surg., *42A*: 565, 1960.

Bannister, R.: Brain's Clinical Neurology, ed. 4, London, Oxford, 1973.

Barr, M.L.: The Human Nervous System: An Anatomical Viewpoint, ed. 2, Hagerstown, Harper & Row, 1974.

Basmajian, J.V.: Muscles Alive, ed. 3, Baltimore, Williams & Wilkins, 1974.

Bateman, J.E.: Trauma to Nerves in Limbs, Philadelphia, Saunders, 1962.

Bauer, D.D.: Lumbar Discography and Low Back Pain, Springfield, Thomas, 1960.

Bauwens, P.: Electrodiagnosis and electrotherapy in peripheral nerve lesions, Proc. R. Soc. Med., *34*: 459, 1941.

Beetham, W.P. Jr., Polley, H.F., Slocumb, C.H., Weaver, W.F.: Physical Examination of the Joints, Philadelphia, Saunders, 1965.

Bender, M.B.: Approach to diagnosis in modern neurology, Mt. Sinai J. Med. N.Y., *33*: 201, 1966.

Benson, M.K.D., Byrnes, D.P.: The clinical syndromes and surgical treatment of thoracic intervertebral disc prolapse, J. Bone Joint Surg., *57B*: 471, 1975.

Bernes, S.H.: Spinal Cord Injury: Rehabilitation Costs and Results in 31 Successive Cases Including a Follow-Up Study (Rehabilitation Monograph), New York, New York Institute of Physical Medicine & Rehabilitation, New York University-Bellevue Hospital, 1957.

Bickerstaff, E.R.: Neurologic Examination in Clinical Practice, ed. 3, Oxford, Blackwell, 1973.

Bowsher, D.: Introduction to the Anatomy and Physiology of the Nervous System, ed. 3, Oxford, Blackwell, 1975.

Boyes, J.H.: Bunnell's Surgery of the Hand, ed. 3, Philadelphia, Lippincott, 1970.

Bristow, R.: Discussion on injuries to peripheral nerves, Proc. R. Soc. Med., *34*: 513, 1941.

Brock, S., Kreiger, H.P.: The Basis of Clinical Neurology, ed. 4, Baltimore, Williams & Wilkins, 1893.

Brown-Sequard, C.E.: Course of Lectures on Physiology and Pathology of CNS Delivered at Royal College of Surgeons, England 1858, Philadelphia, Collins, 1860.

Caafoord, C., Hiertonn, T., Lindblom, K., Olsson S.E.: Spinal cord compression caused by a protruded thoracic disc. Report of a case treated with antero-lateral fenestration of the disc, Acta Ortho.Scand., *28*: 103, 1958.

Capener, N.: The evolution of lateral rhacotomy, J. Bone Joint Surg., *36-B*: 173, 1954.

Carson, J., Gumper, J., Jefferson, A.: Diagnosis and treatment of thoracic intervertebral disc protrusions, J. Neur. Neurosurg. Psychiatry, *34*: 68-77, 1971.

Chesterman, P.J.: Spastic paraplegia caused by sequestrated thoracic intervertebral disc, Proc. R. Soc. Med., *57*: 87, 1964.

Chusid, J.G., McDonald, J.J.: Correlative Neuroanatomy and Functional Neurology, Los Altos, California, Lange, 1967.

Clark, K.: Peripheral nerve injury associated with fractures, Postgrad. Med., *27*: 476, 1960.

Clark, E.: The Human Brain and Spinal Cord: a Historical Study Illustrated by Writing from Antiquity, Berkeley, University of California, 1968.

Cloward, R.B.: Treatment of acute fractures and fracture-dislocations of the cervical spine by vertical-body fusion, J. Neurosurg., *18*: 201, 1961.

————: Surgical treatment of dislocations and compression fractures of the cervical spine by the anterior approach. Proc. Ann. Clin. Spinal Cord Injury Conf., 11, Veterans Admin., Washington, 1970.

Crenshaw, A.H.: Campbell's Operative Orthopaedics, ed. 5, St. Louis, Mosby, 1971.

Crosby, E., Humphrey, T., Lauer, E.W.: Correlative Anatomy of the Nervous System, New York, Macmillan, 1962. Daniels, L., Williams, M., Worthingham, C.: Muscle Testing: Techniques of Manual Examination, ed. 2, Saunders, Philadelphia, 1946.

DeJong, R.N.: The Neurologic Examination, ed. 3, New York, Harper & Row, 1967.

Delagi, E., Perrotto, A., Iazzetti, J., Morrison, D.: An Anatomic Guide for the Electromyographer, Springfield, Thomas, 1975.

Dodson, W.E., Landau, W.: Motor Neuron loss due to aortic clamping in repair of coarctation, Neurology, *23(5)*: 539, 1973.

Dommisse, G.F.: The blood supply of the spinalcord, J. Bone Joint Surg., *56B*: 225, 1974.

Draper, I.T.: Lecture Notes on Neurology, ed. 4, Oxford, Blackwell, 1974.

Dunkerley, G.B.: A Basic Atlas of the Human Nervous System, Philadelphia, Davis, 1975.

Elliot, H.: Textbook of Neuroanatomy, ed. 2, Philadelphia, Lippincott, 1969.

Everett, N.B., Bodemier, C.W., Rieke, W.O.: Functional Neuroanatomy Including an Atlas of the

Brain Stem, ed. 5, Philadelphia, Lea & Febiger, 1965.

Favill, J.: Outline of the Spinal Nerves, Springfield, Thomas, 1946.

Ferguson, A.B.: Orthopaedic Surgery in Infancy and Childhood, ed. 3, Baltimore, Williams & Wilkins, 1968.

Fielding, J.W.: Cineroentgenography of the normal cervical spine, J. Bone Joint Surg., *39A*: 1280, 1957.

Fisher, R.G.: Protrusions of thoracic disc; the factor of herniation through the dura mater, J. Neurosurg., *22*: 591, 1965.

Globus, J.H.: Neuroanatomy; a guide for the study of the form and internal structure of the brain and spinal cord, ed. 6, Baltimore, Wood, 1934.

Guttmann, L.: Surgical aspects of the treatment of traumatic paraplegia, J. Bone Joint Surg., *31B*: 399, 1949.

————: Early management of the paraplegic in symposium on spinal injuries, J. R. Col. Surg., 1963.

————: Spinal Cord Injuries; Comprehensive Management and Research, Oxford, Blackwell, 1973.

Guyton, A.C.: Structure and Function of the Nervous System, Philadelphia, Saunders, 1972.

Haley, J.C., Perry, J.H.: Protrusions of intervertebral discs. Study of their distribution, characteristics and effects on the nervous system, Am. J. Surg., *80*: 394, 1950.

Hardy, A.G., Rossier, A.B.: Spinal Cord Injuries, Orthopaedic and Neurological Aspects, Stuttgart, Thieme, 1975.

Harrington, P.: Spinal fusion in the treatment of idiopathic adolescent scoliosis, J.Tenn. Med. Assoc., *56*: 470, 1963. Hausman, L.: Illustrations of the Nervous System: Atlas

III, Springfield, Thomas, 1961.

Hawk, W.A.: Spinal compression caused by ecchondrosis of the intervertebral fibrocartilage; with a review of the recent literature, Brain, *59*: 204, 1936.

Haymaker, W., Woodhall, B.: Peripheral Nerve Injuries, Philadelphia, Saunders, 1953.

Helfet, A.J.: Disorders of the Knee, Philadelphia, Lippincott, 1974.

Hendry, A.: The treatment of residual paralysis after brachial plexus injuries, J. Bone Joint Surg., *31B*: 42, 1949.

Henry, A.K.: Extensile Exposure, ed. 2, Baltimore, Williams and Wilkins, 1959.

Holdsworth, F.W.: Fractures, dislocations, and fracture-dislocations of the spine, J. Bone Joint Surg., *45B*: 6, 1963.

————: Fractures, dislocations and fracture-dislocations of the spine, J.Bone Joint Surg., *52A*: 1534-1551, 1970.

Holdsworth, F.W., Hardy, A.: Early treatment of paraplegia from fractures of the thoracolumbar spine, J. Bone Joint Surg., *35B*: 540, 1953.

Hollinshead, W.H.: Anatomy for Surgeons. The Back and Limbs, vol. 3, New York, Hoeber, 1958.

Holmes, R.L., Sharp, J.A.: The Human Nervous System: A Developmental Approach, London, Churchill 1969. Hoppenfeld, S.: Congenital kyphosis in myelomeningocele, J. Bone Joint Surg., *49B*: 1967.

————: Physical Examination of the Spine and Extremities, New York, Appleton Century Croft, 1976.

————: Scoliosis, Philadelphia, Lippincott, 1967.

House, E.L., Pansky, B.: A Functional Approachto Neuroanatomy, New York, McGraw-Hill, 1960.

Howorth, B., Petrie, J.G.: Injuries of the Spine. Baltimore, Williams & Wilkins, 1964.

Hulme, A.: The surgical approach to thoracic intervertebral disc protrusions, J. Neuro. Neurosurg.

Psychiatry, *23*: 133, 1960.

Hussey, R.W., Stauffer, E.S.: Spinal cord injury; requirements for ambulation, Arch. Phys. Med., *54*: 544, 1973.

Kaplan, E.B.: The surgical and anatomic significance of the mammillary tubercle of the last thoracic vertebra, Surgery, *17*: 78, 1945.

————(translator) [Duchenne, G.W.]: Physiology of Motion, Philadelphia, Saunders, 1959.

Keim, H.A., Hilal, S.D.: Spinal angiography in scoliosis patients, J. Bone Joint Surg., *53A*: 904, 1971.

Kelikian, H.: Hallux Valgus, Allied Deformities of the Forefoot and Metatarsalgia, Philadelphia, Saunders, 1965.

Kilfoyle, R.M., Foley, J.J., Norton, P.L.: Spine and pelvic deformity in childhood and adolescent paraplegia. A study of 104 cases, J. Bone Joint Surg., *47A*: 659, 1965.

Kostiuk, P.G., Skibo, G.G.: Structural characteristics of the connections of the medial descending systems with the neurons of the spinal cord, Neirofiziologiia, *4(6)*: 579, 1972.

Krieg, W.J.: Functional Neuroanatomy, ed. 3, Evanston, Brain Books, 1966.

Kroll, F.W., Reiss, E.: Der thorakaleBandscheibenprolaps, Dtsch. Med. Wochenschr., *76*: 600, 1951.

Kuntz, A.: A Textbook of Neuroanatomy, ed. 5, Philadelphia, Lea & Febiger, 1950.

Larsell, O.: Anatomy of Nervous System, ed. 2, New York, Appleton-Century-Crofts, 1951.

Lees, F.: The Diagnosis and Treatment of Diseases Affecting the Nervous System, London, Staples Press, 1970.

Leffert, R.D.: Brachial-plexus injuries, N. Eng. J. Med., *291(20)*: 1059, 1974.

Lewin, P.: The Foot and Ankle, Philadelphia, Lea & Febiger, 1958.

Logue, V.: Thoracic intervertebral disc prolapse with spinal cord compression, J. Neur., Neurosurg. Psychiatry, *15*: 227, 1952.

Love, J.G., Keifer, E.J.: Root pain and paraplegia due to protrusions of thoracic intervertebral disks, J. Neurosurg., *7*: 62, 1950.

Love, J.G., Schorn, V.G: Thoracic disc protrusions, JAMA, *191*: 627, 1965.

Lyons, W.R., Woodhall, B.: Atlas of peripheralnerve injuries, Philadelphia, Saunders, 1949.

McBride, E.D.: Disability Evaluation, ed. 5, Philadelphia, Lippincott, 1953.

Mac Nab, I.: Acceleration of injuries of cervical spine, J. Bone Joint Surg., *46A*: 1797, 1964.

Malamud, N., Hirano, A.: Atlas of Neuropathology, Berkeley, University of California Press, 1974.

Manter, J.T., Gatz, J.: Essentials of Clinical Neuroanatomy and Neurophysiology, ed. 5, Philadelphia, Davis, 1975. Mathews, W.: Diseases of the Nervous System, ed. 2, Oxford, Blackwell, 1975.

Medical & Technical Summaries Inc: Neuroanatomy, 1959-60 ed., Washington, Sigma Press, 1959.

Menard, V.: Etude Pratiquesur le Mal du Pott, Paris, Masson, 1900.

Mercer, W., Duthie, R.B.: Orthopaedic Surgery, London, Arnold, 1964.

Mettler, F.A.: Neuroanatomy, ed. 2, St. Louis, Mosby, 1948.

Michaelis, L.S.: Orthopaedic Surgery of the Limbs in Paraplegia, Berlin, Springer, 1964.

Middleton, G.S., Teacher, J.H.: Injury of the spinal cord due to rupture of an intervertebral disc during muscular effort, Glasgow Med. J., *76*: 1-6, 1911.

Mitchell, G.A.G.: Essentials of Neuroanatomy, Edinburgh, Livingstone, 1971.

Mixter, WJ., Barr, J.S.: Rupture of the intervertebral disc with involvement of the spinal canal, N. Eng. J. Med., *211*: 210, 1934.

Morris, J.M., Lucas, D.B., Bresler, B.: Role of the trunk in stability of the spine, J. Bone Joint Surg., *43A*: 327, 1961.

Muller, R.: Protrusions of thoracic intervertebral disks with compression of the spinal cord, Acta

Med. Scandin., *139*: 99, 1951.

Nachemson, A.: The lumbar spine, an orthopaedic challenge, Spine, 1: 69, 1976.

Nachemson, A.; Morris, J.: In vivo measurement of intradiscal pressure, J. Bone Joint Surg., *46A*: 1077, 1964.

Naffziger, H.C.: The neurological aspects of injuries to the spine, J. Bone Joint Surg., *20*: 444, 1938.

Netter, F.H.: The Ciba Collection of Medical Illustrations, Summit, Ciba Pharmaceutical Products, 1953.

Newman, P.H.: The etiology of spondylolisthesis, J. Bone Joint Surg., *45B*: 1963.

Nicoll, E.A.: Fractures of the dorsolumbar spine, J. Bone Joint Surg., *31B*: 376, 1949.

Olsson, O.: Fractures of the upper thoracic and cervical vertebral bodies, Acta Chir. Scand., *102*: 87, 1951.

Peck, F.C.: A calcified thoracic intervertebral disk with herniation and spinal cord compression in a child, J. Neurosurg., *14*: 105, 1957.

Peele, T.L.: The Neuroanatomic Basis for Clinical Neurology, ed. 2, New York, Blakiston, 1961.

Perlman, S.G.: Spinal cord injury: a review of experimental implications for clinical prognosis and treatment, Arch. Phys. Med. Rehab., *55*: 81, 1974.

Perot, P.L. Jr., Munro, D.D.: Transthoracic removal of thoracic disc, J. Neurosurg., *31*: 452, 1969.

Perry, C.B.W.: The management of injuries to the brachial plexus, Proc. R. Soc. Med., *67(6)*: 488, 1974.

Perry, C., Nickel, V.L.: Total cervical fusion for neck paralysis, J. Bone Joint Surg., *41-A*: 37, 1959.

Petrie, J.G.: Flexion injuries of the cervical spine, J. Bone Joint Surg., *46-A*: 1800, 1964.

Pool, J.L.: The Neurosurgical Treatment of Traumatic Paraplegia, Springfield, Thomas, 1951.

Quiring, D.P., Warfel, J.H.: The Extremities, Philadelphia, Lea & Febiger, 1967.

Ranney, A.L.: The Applied Anatomy of the Nervous System, Being a Study of this Portion of the Human Body from a Standpoint of Its General Interest and Practical Utility, Designed for Use as a Textbook and a Work of Reference, New York, Appleton, 1881.

Ransohoff, J., Spencer, F., Siew, F., Gage, L.: Transthoracic removal of thoracic disc, J. Neurosurg., *31*: 459, 1969.

Ranson, S.W., Clark, S.L.: The Anatomy of the Nervous System: Its Development and Function, ed. 10, Philadelphia, Saunders, 1959.

Reeves, D.L., Brown, H.A.: Thoracic intervertebral disc protrusion with spinal cord compression, J. Neurosurg., *28*: 14, 1968.

Roaf, R.: A study of the mechanics of spinal injuries, J. Bone Joint Surg., *42-B*: 810, 1960.

Salter, R.B.: Textbook of Disorders and Injuries of the Musculoskeletal System, Baltimore, Williams & Wilkins, 1970.

Sandiffer, P.H.: Neurology in Orthopaedics, London, Butterworth, 1967.

Santee, H.E.: Anatomy of Brain and Spinal Cord, ed. 3, Chicago, Colegrove, 1903.

Schneider, R.C.: Surgical indications and contraindications in spine and spinal cord trauma, Clin. Neurosurg., *8*: 157, 1962.

Schultz, R.J.: The Language of Fractures, Baltimore, Williams & Wilkins, 1972.

Seddon, H.J. ed.: Peripheral Nerve Injuries, Medical Research Council Spec. Report Series No. 282, London, H.M. Stationery Office, 1954.

Seddon, H.J.: Surgery of nerve injuries, Practitioner, *184*: 181, 1960.

Sharrard, W.J.W.: The distribution of permanent paralysis in the lower limb in poliomyelitis: A clinical and pathological study, J. Bone Joint Surg., *37-B*: 540, 1955.

————: Muscle paralysis in poliomyelitis, Br. J. Surg., *44*: 471, 1957.

————: Poliomyelitis and the anatomy of the motor cell columns in the spinal cord, Extrait du VII Symposium, pp. 241-245, Oxford 17-20, 1961.

————: Posterior iliopsoas transplantation in the treatment of paralytic dislocation of the hip, J. Bone Joint Surg., *46-B*: 1964.

————: The segmental innervation of the lower limb muscles in man, Ann. R. Col. Surg. Engl., *35*: 106, 1964.

————: Paediatric Orthopaedics and Fractures, Oxford, Blackwell, 1971.

————: Spina Bifida, A Symposium on Paralysis Shore, N.A.: Occlusal Equilibration and Temporo-mandibular Joint Dysfunction, ed. 2, Philadelphia, Lippincott, 1976.

Sidman, R.L., Sideman, M.: Neuroanatomy: A Programmed Text, Boston, Little, Brown, 1965.

Smith, C.G.: Basic Neuroanatomy, ed. 2, Toronto, University of Toronto Press, 1971.

Southwick, W.O., Robinson, R.A.: Surgical approaches to the vertebral bodies in the cervical and lumbar regions, J. Bone Joint Surg., *39-A*: 631, 1957.

Spinner, M.: Injuries to the Major Branches of Peripheral Nerves of the Forearm, Philadelphia, Saunders, 1972. Spofford, W.R.: Neuroanatomy, London, Oxford University Press, 1942.

Stauffer, E.S.: Orthopaedic care of fracture dislocations of the cervical spine, Proc. Ann.Veterans Admin. Clin.Spinal Cord Injury Conf., Washington, Veterans Admin., 1970. Steegmann, A.J.: Examination of the Nervous System, Chicago, Year Book, 1956.

Steindler, A.: Kinesiology of the Human Body, Springfield, Thomas, 1955.

Suttong, N.G.: Injuries of the Spinal Cord.The Management of Paraplegia and Tetraplegia, London, Butterworth, 1973. Svien, H.J., Karaviti, A.L.: Multiple protrusions of the intervertebral disks in the upper thoracic region, Proc.

Staff Meet Mayo Clin., *29*: 375-378, 1954.

Swan, J.: A Demonstration of the Nerves of the Human Body, London, Longman, 1834.

Tachdjian, M.O.: Pediatric Orthopaedics, vols: 1, 2, Philadelphia, Saunders, 1972.

Taiushey, K.G.: Changes in the spinal cord following its complete sectioning at the so-called critical levels, Arch. Anat. Histol. Embryol. (Strasb), *86*, 1971.

Thomson, J.L.G.: Meylography in dorsal disc protrusion, Acta Radio. |Diagn.| (Stockh.), *5*: 1140, 1966.

Truex, R.C., Carpenter, M.B.: Human Neuroanatomy, ed. 5, Baltimore, Williams & Wilkins, 1969.

Turek, S.L.: Orthopaedics: Principles and Their Application, ed. 2, Philadelphia, Lippincott, 1967.

Watson-Jones, R.: Primary nerve lesions in injuries of the elbow and wrist, J. Bone Joint Surg., *12*: 121, 1930.

————: Fractures and Joint Injuries, ed. 4, vol. 2, Baltimore, Williams & Wilkins, 1955.

Weiner, H.L., Levitt, L.P.: Neurology for the House Officer, New York, Medcom Press, 1973, 1974.

Whitesides, T.E., Kelley, R., Howland, S.C.: The treatment of lumbodorsal fracture-dislocations (abstr), J. Bone Joint Surg., *52-A*: 1267, 1970.

Winter, R.B., Moe, J.H., Wang, J.F.: Congenital kyphosis. Its natural history and treatment as observed in a study of 130 patients, J. Bone Joint Surg., *55-A*: 223, 1973.

Wyke, B.D.: Principles of General Neurology, New York, Elsevier, 1969.

Zachs, S.I.: Atlas of Neuropathology, New York, Harper & Row, 1971.

索　引

整形外科医のための神経学図説（原書第 2 版）
―脊髄・神経根障害レベルのみかた，おぼえかた

2019年 5 月 1 日　発行	訳　者 長野　昭
	発行者 小立鉦彦
	発行所 株式会社 南 江 堂
	〒113-8410　東京都文京区本郷三丁目42番6号
	☎（出版）03-3811-7236 （営業）03-3811-7239
	ホームページ https://www.nankodo.co.jp/
	印刷・製本 三美印刷
	装丁 葛巻知世（Amazing Cloud Inc.）

Orthopaedic Neurology : A Diagnostic Guide to Neurologic Levels, 2nd edition
© Nankodo Co., Ltd., 2019